AF356413

ELEMENS

DE

MYOLOGIE

ET DE

SYNDESMOLOGIE.

ELEMENS

DE

MYOLOGIE

ET DE

SYNDESMOLOGIE

PAR

THOMAS LAUTH

PREMIER VOLUME.

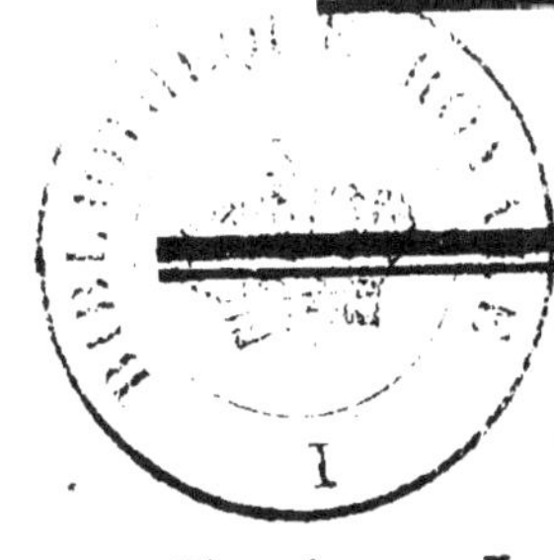

A BALE
chez J. DEKER, Libraire.

A PARIS

Chez AMAND KOENIG, Libraire, quai des Augustins, n. 18.

Et à STRASBOURG,

Chez le même, rue du Dôme, n. 26. et chez ANDRÉ ULRICH,
Imprimeur, rue dite Salzmannsgass, n. 6.

VI.e année de la République. 1798.

PRÉFACE.

En décrivant les muscles, leurs capsules et les ligamens, d'après les vues exposées dans mon introduction, j'indique en même temps la manière de préparer ces parties, et je fais connoître leur littérature.

Les livres d'anatomie n'enseignent guères l'art de disséquer. Aussi les élèves qui dissèquent, le livre à côté d'eux, sont-ils dans le plus grand embarras pour préparer les objets de manière, que la déscription s'y rapporte parfaitement. Quelques soins que les Professeurs qui président aux salles de dissection, et leurs Prosecteurs mettent à diriger le scalpel des élèves, ils ne peuvent pas empêcher que ceux-ci ne

commettent des fautes, par lesquelles
le travail de quelques jours est souvent
gâté en un instant, et dans les salles,
où les élèves ne sont pas guidés, ils
écorchent et détruisent les cadavres
au point que leurs travaux dégoutans
ne leur procurent aucun avantage. J'ai
cru en conséquence, qu'il seroit encore
util de leur donner un ouvrage qui
réunisse la Myotomie à la Myologie,
quand même les traités sur l'art de disséquer de LYSER, (*Culter anatomicus,*)
CASSEBOHM, (*Methodus secandi,*) GA-
RENGEOT, (*Myotomie humaine et canine*
T. II.) TARIN, (*Anthropotomie.* T. II.)
étoient plus répandus, qu'ils ne le sont.

Quant à la littérature, je suis con-
firmé de plus en plus dans l'opinion
manifestée dans ma *Nosologie chirurgicale* en 1788. p. vj. Duplicem fructum
e nobis capere auditores nostros, fas
est, jusque : bene nimirum esse prin-
cipiis imbutos, dein et nosse quibus-
nam operibus propriæ virès inten-

dendæ sint, etc. Je n'ignore pas que cette manière de travailler n'est pas celle de tous les savans, et qu'il y en a qui, en se constituant garans de ce qu'ils avancent, se dispensent d'alléguer. Je suis aussi très-éloigné de crōire qu'un livre a d'autant plus de mérite, qu'il est plus riche en citations, et je conviens qu'il y en a, où l'érudition est déplacée, mais elle me paroit essentielle dans un livre élémentaire sur les hautes sciences. Il est vrai que tous les élèves n'en profitent pas, et qu'on peut se former à la pratique, sans être bien savant ; mais il ne faut pas moins enseigner, comme si tous les élèves devoient occuper un jour les premières places dans leur état.

Il est d'ailleurs incontestable qu'entre deux personnes qui ont les mêmes talens de pratique, celle qui est la plus riche en connoissances, attire et mérite le plus de confiance.

Tout le monde convient qu'il faut toujours apprendre quand on s'est voué aux sciences; par leur nature elles enchaînent l'esprit dès qu'il est parvenu à connoître leur beauté, mais le désir d'avancer, n'est éveillé qu'à mesure qu'on peut le satisfaire, et comment satisfaire ce dont on n'a point d'idée?

INTRODUCTION.

STRUCTURE DES MUSCLES.

§. 1.

Le *muscle* (a) ou la *chair* (b), est une partie du corps solide, molle, composée de fils ou de *fibres rouges* ou *charnues*.

La couleur de la fibre musculaire, quoiqu'essentiellement rouge, présente plusieures nuances, non seulement dans les différens muscles du même corps, mais encore d'après l'âge et la constitution. Elle est pâle, et tire sur le jaune dans les petits muscles, dans les corps cachectiques et tranquilles, et lors de sa formation dans le fœtus, tandis qu'elle est vermeille, et même foncée dans les grands muscles et dans les corps secs, exercés, bien nourris et adultes.

***

(a) De *musculus*, diminutif de mus, *mys*, souris. On a donné, dit-on, ce nom au muscle, parce qu'il ressemble à une souris écorchée et sans pattes. Il est plus naturel de le faire dériver de *myein*, qui signifie *se contracter*. Quelques auteurs se servent en allemand du mot de *Mäuslein*, c'est - à - dire, petite souris, mais la majorité des bons auteurs paroît reprouver cette dénomination ridicule, pour se servir du mot *Muscel*, quoiqu'étranger.

(b) Le mot *caro*, *sarx* qui est traduit par *chair*, *Fleisch*, ne signifie pas muscle, mais toute substance molle, qui n'est pas vaisseau ou nerf; on en a distingué quatre espèces, *caro spongiosa viscteralis*, *glandulosa*, *muscularis*.v. Casserius de Auditu, L. I. c. 4. C. Bauhin Th. An. I. I. c. 5.

A

§. 2.

Les fibres musculaires, réunies par le tissu cellulaire, forment une série de faisceaux, dont les plus gros composent enfin le muscle.

Les fibres qui paroissent simples à l'œil nud, sont composées de fibres plus petites, que l'usage du microscope nous fait appercevoir, ainsi chaque fibre visible est réellement un faisceau de fibres microscopiques, dont je renvoie l'examen à la physiologie, qui s'occupe spécialement de la structure primitive des parties du corps.

Plusieurs fibres visibles, réunies par un tissu cellulaire très-subtil, forment un petit faisceau.

Plusieurs de ces mêmes petits paquets ou faisceaux, réunis ensemble par un tissu cellulaire plus épais, en forment de plus gros, et cette progression a lieu jusqu'à ce qu'enfin le muscle entier soit formé.

§. 3.

Le tissu cellulaire, qui sépare les différentes parties musculaires, fournit à chacune d'elles une *gaine cellulaire*. Ainsi chaque fibre musculaire visible est enveloppée par la gaine la plus fine.

Les petits paquets composés des fibres élémentaires ont une gaine un peu plus forte.

Ainsi de suite.

Enfin le muscle entier est enveloppé par une gaine cellulaire, qui est la plus épaisse de toutes.

On trouve le détail de la composition des muscles, et les figures qui s'y rapportent dans les ouvrages de MUYS (c) et de PROCHASKA (d).

§. 4.

Les muscles n'ont d'ailleurs point de *gaine membraneuse commune*, quoique les anciens anatomistes leur en attribuent. (e) Les enveloppes aponeurotiques, qui couvrent les muscles de certaines parties du corps, comme la cuisse, ne sont pas communes, par la raison, que les muscles d'autres parties, comme la face, n'en ont pas. Tous les auteurs du présent siècle s'accordent sur ce point après MORGAGNI (f), qui paroit l'avoir éclairci le premier.

§. 5.

Les muscles, dont les fibres rentrent en elles-mêmes, sont rouges par-tout ; mais dans les autres, il y a aussi des fibres blanches. Ces dernières, qu'on appelle *tendineuses* ou *aponeurotiques* (g), sont brillantes, serrées, et beaucoup plus dures, que les fibres charnues.

§. 6.

On n'est pas d'accord sur la connexion, que

(c) *Investigatio fabricæ quæ in partibus musculos componentibus extat.* 4. L. B. 741.

(d) *De carne musculari.* 8. Viennæ 778,

(e) *RIOLANI Anthopographia* L. II. c. 7. v. 2.

(f) *Adversaria anatomica* II. animadversio 6.

(g) *Tenòn* tendo, ce qui tend; *aponeurosis* pronervatio, une collection des nerfs.

les fibres charnues ont avec les tendineuses. D'après
ALBINUS (h), il y a continuité, ensorte que la
même fibre est tendineuse d'une part, et charnue
de l'autre. MUYS (i), au contraire, dit avoir reconnu, que ces fibres se croisent.

La première opinion a été poussée encore plus
loin; on s'est appuyé sur ce que les fibres tendineuses sont rélativement plus grandes chez les
gens âgés, que chez les enfans, et on a prétendu
que cette différence ne provenoit que du dessê-
chement successif des fibres charnues, qui deve-
noient ainsi tendineuses.

Mais pour accorder cette dernière hypothése,
il faudroit au moins qu'il n'y eut point de fibres
tendineuses dans le fœtus imparfait, ce qui est
évidemment faux.

Les propriétés physiologiques et chymiques sont
d'ailleurs si différentes dans ces deux espèces de
fibres, qu'il ne paroit aucunement que l'une soit
produite par l'autre.

§. 7.

On a donné des noms particuliers aux différentes parties d'un muscle. Sa partie charnue la
plus considérable, est appellée son *ventre*.

On nomme indifféremment *tête*, *chef* ou *queue*,
toute partie allongée ou angulaire.

(h) *Historia musculorum*, L. I. c. 1. p. 9. *Acad. annot.* L.
V. c. 7. Tab. V. f. 2.
(i) *Fabr. musc.* c. 4. n. 8. p. 95.

Les fibres tendineuses, réunies en corps épais allongé, et plus ou moins cylindrique, forment un *tendon*.

Et lorsque ces mêmes fibres sont étendues en un plan large et mince, elles forment une *aponeurose*.

§. 8.

Les muscles, dont les fibres forment un cercle ou un ovale, soit que la même fibre rentre en elle-même, ou que plusieurs fibres se croisent, sont appellés *sphincters*.

§. 9.

Lorsqu'un Tendon passe par le milieu de la longueur d'un muscle, et que les fibres charnues, qui sont parallèles entre elles, font un angle avec lui, (comme la barbe d'une plume), on appelle ce muscle *penniforme*, (*pennatus.*)

Les muscles, dont les fibres se dirigent vers un centre commun, sont appellés *rayonnés*, (*radiati*).

§. 10.

La plupart des muscles sont placés *par paires*, l'un à la droite, et l'autre à gauche d'une ligne ou axe, par laquelle on conçoit le corps divisé en deux portions latérales. Les muscles, dont il n'y en a qu'un, et qu'on appelle *impairs*, sont placés dans l'axe même du corps.

VAISSEAUX. NERFS.

§. 11.

La portion charnue de chaque muscle, reçoit un ou plusieurs *vaisseaux* et *nerfs*.

Les branches *artérielles* et *veineuses* se ramifient dans l'intérieur du muscle. La véritable terminaison des artères, n'est pas encore rigoureusement démontrée ; mais on a lieu de croire, que chaque fibre musculaire est abbreuvée par un rameau artériel, qui passe ensuite dans un élément veineux.

Un nombre considérable de *vaisseaux lymphatiques* sort de chaque muscle.

Par la division du *nerf* enfin, chaque filet se rend à une particule du muscle. (*k*)

§. 12.

La portion tendineuse d'un muscle, reçoit également des *vaisseaux sanguins*, artériels et veineux, et des *vaisseaux lymphatiques*, quoiqu'en moindre quantité que la partie musculaire.

Mais on n'a pas reconnu qu'un *nerf* se distribue aux parties tendineuses.

(*k*) Les anciens croyoient que la fibre musculaire primitive est une continuation d'un filament nerveux. L'auteur d'un mémoire qui se trouve dans le nouveau journal de GREEN, (*Neues Journal der Physik*, T. I. Leipz. 795. p. 113.) ne croit pas que chaque fibre musculaire reçoit un filament nerveux.

A C T I O N.

§. 13.

L'action de la fibre musculaire consiste dans sa contraction, qui est telle que ses deux extrémités se rapprochent vers le milieu.

Ici, je n'examinerai ni l'irritabilité ni la sensibilité des muscles, qui sont des points de physiologie. Il me suffit d'établir en axiome, que la fibre musculaire jouit de la faculté de se contracter.

§. 14.

Les fibres tendineuses n'ont point d'action, elles obéissent à celle des fibres musculaires.

§. 15.

Pour juger de l'action d'un muscle, il faut considérer la direction de ses fibres charnues.

§. 16.

Les muscles d'une structure *simple*, c'est-à-dire, dont les fibres s'étendent en longueur d'une extrémité à l'autre, agissent en rapprochant leurs extrémités vers leur milieu. Quant aux muscles, dont les fibres ont plusieurs directions, et qu'on appelle *composés*, des connoissances élémentaires de méchanique suffisent pour en connoître l'action. Steno (*l*), Borelli (*m*), et Pemberton (*n*), ont développé cette partie de nos connoissances.

(*l*) *Myologiæ specimen*, 8. Amst. 669.
(*m*) *De motu animalium*, 4. L. B. 710. c. fig.
(*n*) Introduction de Cowper *Myotomia reformata*.

§. 17.

Dans les muscles penniformes, (§. 9.) dont le nombre est considérable dans le corps, les deux rangs opposés de fibres musculaires, qui se portent vers un tendon mitoyen, agissent chacun de son côté, pour tirer le tendon vers soi. Il en résulte une action composée des deux forces, qui tire dans la direction du tendon (o).

§. 18.

L'action des muscles rayonnés, qui sont composés d'une série de portions penniformes (p), est déterminée, en commençant à établir celle de la plus petite partie penniforme; celle-ci sert ensuite à trouver l'action d'une partie penniforme plus grande; on continue de la même manière à déterminer des portions de plus en plus grandes, jusqu'à ce qu'on soit parvenu à l'action du muscle entier, qui est le plus grand terme de la série.

§. 19.

Comme les fibres des sphincters rentrent en elles-mêmes, il faut que le cercle ou l'ovale qu'elles renferment, diminue, et soit enfin réduit à zero, lorsque ces fibres se contractent. Delà le nom de sphincter (q).

(o) Borelli l. c. P. I. p. 100. Tab. VIII. fig. 7.
(p) Ibid. p. 103. Tab. 8. fig. 10.
(q) *Sphingô*, je serre, je ferme.

C L A S S I F I C A T I O N.

§. 20.

La méthode de traiter les muscles, ou leur classification mérite une attention particulière. Un de nos grands buts dans leur étude se rapporte à leurs usages; cette considération avoit engagé tous les grands maîtres depuis GALIEN (r) jusqu'à WINSLOW (s), à décrire les muscles d'après leurs principales *attaches*. ALBINUS (t) au contraire, les décrit d'après les *régions* du corps, dans sa situation naturelle, l'homme étant debout; il les lève successivement à mesure qu'ils se présentent, et fait mieux connoître par-là leur situation respective.

§. 21.

La méthode que j'ai suivie, approche de celle d'ALBINUS. Il me paroit de la plus grande importance, de connoître les muscles par couches, comme ils sont placés dans le corps. Cette manière est indispensable pour bien juger de la direction des plaies. D'un autre côté la théorie des luxations repose sur l'exacte connoissance des muscles, attachés à un même os. Lors donc qu'un muscle placé sur une région du corps, envoye son tendon dans une autre région, la déscrip-

---

(r) *De musculorum administratione.*
(s) *Tr. des muscles*, n. 38; 39.
(t) *Hist. musc. L. II. c.* 1, 2.

tion du tendon se trouvera avec les muscles de cette dernière région; ainsi le grand pectoral est décrit avec les muscles de la poitrine, et son tendon avec ceux du bras.

§. 22.

Tous les muscles qui appartiennent à des organes particuliers, tels que l'œil, l'oreille, la langue, le palais, le pharynx, les parties de la génération et l'anus, ne se trouvent pas ici. Il me parût que ces muscles doivent accompagner la déscription de leurs organes (v).

On pourroit peut-être me trouver en contradiction avec moi-même, puisque j'explique dans ce volume les muscles de la face, qui appartiennent à l'œil, au nez, et à la bouche. Mis ces muscles forment un tout, qu'on appelle face ou visage, dont il est important de connoître l'ensemble et le jeu. J'ai donc jugé très-essentiel, de présenter ces muscles en un seul tableau.

NOMENCLATURE.

§. 23.

Pendant très-long-temps les muscles n'avoient point de noms. On les désignoit par leur nombre; c'est ainsi que le deltoïde fut appellé le premier du bras. Il en résultoit un très-grand embarras

---

(v) Plusieurs auteurs ont décrit ces muscles séparément, et en ont appellé l'ensemble *la petite myologie*.

pour les élèves, et il est en vérité étonnant, que VÉSALE ne l'ait pas senti, et qu'il ait préféré de suivre GALIEN, tandis que JACQUES SYLVIUS, précepteur de VÉSALE, avoit déjà commencé à nommer les muscles (x). MARÉSCOTI (y), un des disciples de J. SYLVIUS, perfectionna cette nomenclature, qui fut admise depuis par BAUHIN, SPIEGEL, RIOLAN, et après eux par tous les modernes.

§. 24.

Il n'est cependant que trop vrai, qu'une grande partie de muscles est mal nommée.

Plusieurs portent le nom d'un corps, avec lequel on leur suppose très-gratuitement quelque ressemblance; tels sont les muscles *splenius*, *cucullaris*, etc.

Les figures géométriques *quarré*, *triangle*, etc. ont souvent été appliquées aux muscles.

Les noms d'*antérieur*, de *supérieur*, de *latéral*, et ceux d'*oblique*, de *droit*, de *transverse*, conviennent à un trop grand nombre de muscles, et ont souvent été mal appliqués, parce qu'on a négligé d'avoir égard à la position naturelle du corps.

Les parties qui composent un muscle, ont souvent donné lieu à son nom, comme *biceps*, *complexus*, etc.

———

(x) *Isagoge in libros Hippocratis et Galeni anatomicos*. L. II. c. 7. de musculis.

(y) RIOLANI animadv. in L. anat. Adr. Spiegelii, *in opp. anat.* p. 742.

Il est plus instructif d'appeller les muscles de leur situation *dorsal*, *pectoral*, *jambier*, etc. ou de leur action *élévateur*, *fléchisseur*, *rotateur*, etc., et cette manière seroit la meilleure, si plusieurs muscles n'avoient pas souvent la même situation, ou la même action.

Enfin les attaches qui paroissent les plus propres pour faciliter la connoissance des muscles, ont produits les noms de *coraco-brachial*, *sterno-mastoïdien*, etc.

§. 25.

L'inconvénient de la plupart de ces noms est connu et senti depuis long temps. Cependant les anatomistes n'ont pas jugé à propos d'abattre tout l'édifice, pour en construire un autre, fondé sur des bases philosophiques. Personne n'auroit été plus à même de faire cette réforme, qu'ALBINUS, anatomiste aussi exacte que philosophe. Il y a actuellement des auteurs qui estiment cette opération indispensable, surtout depuis que LINNÉ a réussi à faire adopter généralement sa nomenclature de botanique, et que BERGMANN et LAVOISIER, en créant une nouvelle chymie, en ont donné aussi la langue. C'est ainsi que le plan d'anatomie, que VICQ-D'AZYR (z) s'est formé, l'a engagé à refondre la langue de cette science; et que CHAUSSIER (a), et depuis un auteur ano-

____

(z) *Tr. d'anatomie et de physiologie*, fol. max. Par. p. 46. sq.
(a) *Exposition sommaire des muscles du corps humain.* 8. Dijon, 789.

nyme en Allemagne (*b*), ont imaginé une nouvelle nomenclature pour les muscles.

§. 26.

Quelques soient les argumens allégués par les auteurs, en faveur des nouvelles nomenclatures, je ne puis pas me persuader, qu'on rend un service réel aux sciences, en substituant un nom nouveau, quand même il seroit plus convenable, à un nom ancien, et peut-être absurde, car on ne détruit pas ce dernier, et l'élève est obligé d'en apprendre deux, au lieu d'un seul, qui lui auroit suffi.

Il n'y a pas de milieu, il faut que les élèves renoncent aux livres qui ont été écrits avant les nomenclatures actuelles, ou qu'ils se familiarisent avec les noms usités.

On pense sans doute, que les élèves étudieront ces derniers avec le temps, qu'au commencement les noms nouveaux sont saisis et retenus avec plus de facilité, que les élémens d'une science sont ce qu'il y a de plus difficile, et qu'on y fait facilement plus de progrès, lorsqu'on en a passé les abords hérissés d'épines.

Quelqu'apparentes que soient ces réflexions, elles ne sont pas fondées.

L'instruction qu'on donne d'une science, est

(*b*) *Versuch einer neuen Nomenclatur der Muskeln des menschlichen Körpers.* 4. Leipz. 794.

incomplette, lorsque le professeur se borne à en présenter les élémens d'après le système du jour. Il faut faire connoître en même tems les moyens de faire des progrès plus étendus. Les différentes dénominations qui ont été attachées à la même idée, doivent être communiquées; donc plus on en admettra, et plus on augmentera le travail de l'élève.

Or, comme il est beaucoup plus utile d'apprendre une chose, que d'apprendre un mot, comme le moment que nous y employons, est véritablement perdu, comme il y a tant à apprendre, qu'il ne convient pas d'ajouter aux retranchemens qui nous empêchent d'entrer dans l'enceinte des sciences; j'ose dire, que les nouvelles nomenclatures ne sont pas un avantage pour les sciences.

§. 27.

Ces nomenclatures sont d'ailleurs très-éloignées de la perfection qu'on leur suppose (c), et je suis très-surpris, qu'en reconnoissant, qu'ils ne peu-

---

(c) D'après la nouvelle nomenclature, les muscles *oblique externe*, *oblique interne* et *transverse* du bas-ventre, sont appellés *costo-abdominal*, *ilio-abdominal*, et *lumbo-abdominal*. L'origine et l'insertion des muscles forment la base de ce système. Or ces trois muscles sont tous attachés aux cotes et à la crête de l'os des îles, et s'insèrent dans la ligne blanche, d'où il suit que les noms de *costo-abdominal*, et d'*ilio-abdominal*, s'appliquent indifféremment aux trois muscles, et qu'ils ne présentent pas la description abrégée de la partie.

vent pas appliquer leur systême dans tous les
cas, les savans (d) n'aient pas préféré de l'aban-
donner.

Il n'en est pas d'une nomenclature, comme d'un
systême de science. Quelqu'incomplet qu'il soit,
il n'en est pas moins util, dès qu'il développe des
connoissances qui nous ont été inconnues auparavant. Mais une nomenclature ne nous enseigne
aucune idée nouvelle, elle ne fournit que les si-
gnes des idées, elle ne signifie donc rien, et charge
gratuitement la mémoire, lorsqu'elle n'est pas en
état de réaliser ses promesses.

§. 28.

Une autre difficulté qui s'oppose depuis quelque
temps, à la communication des nouveautés littéraires, c'est la traduction des termes d'art en
langue moderne. Jusqu'àprésent les gens de lettres
ont appris les langues étrangères avec assez de
peine, il y avoit cependant de la facilité, parce
que les termes de l'art, qui sont originairement
latins, ont été reçus dans toutes les langues de
l'Europe. Mais aujourd'hui plusieurs nations les
traduisent tous. Cette mesure enrichit les langues
modernes, et les embellit quelque fois; mais elle
cause en même tems une peine infinie aux étrangers, qui doivent les étudier, et elle est plutôt faite

---

(d) LAVOISIER *Tr. élém. de chymie*, T. I. p. 76, 79. *Vicq-
d'Azyr*, *Tr. d'anatomie. Discours* p. 49, 52.

pour dégouter les gens de lettres de ces langues, que pour les y engager.

LITTÉRATURE.

§. 29.

Exposer les principes d'une science avec clarté, et indiquer les moyens d'acquérir des connoissances plus étendues, voilà le devoir d'un livre élémentaire. Ces moyens sont fournis par la littérature, dont je communiquerai les principaux ouvrages.

§. 30.

Les livres anatomiques de GALIEN (*e*), étoient le modéle de l'instruction, que l'on donnoit aux éléves dans le temps que VESALE s'appliqua à l'étude de la médecine. Il est vrai, que MUNDINUS (*f*), BENEDETTI (*g*), BERENGARIUS (*h*),

---

(*e*) Libri *de musculorum dissectione; de anatomicis administrationibus* etc.

(*f*) Vivoit à Bologne, au commencement du 14 siécle; j'en ai l'édition suivante en lettres monacales: *Fasciculus medicinæ, per J. de LETHAM, tractatus de anathomia . . . nec non anatomia MUNDINI*, fol. Venet. 1500.

(*g*) Médecin de l'Empereur Maximilien I, professa à Verone, à la fin du 15 siécle. ALEXANDER BENEDICTUS *humani corporis anatome* L. V. fait partie de *De re medica opus*, fol. Basil. 549.

(*h*) Professeur à Boulogne, au commencement du 16 siécle. JACOBI BERENGARII CARPENSIS *Isagoge breves perlucidæ et uberrimæ, in anatomiam corporis, ad suorum scholasticorum preces in lucem editæ.* 4. Bonon. 522.

MASSA,

MASSA (*i*), DRYANDER (*k*), disséquèrent des cadavres humains, et que Benedetti et Berengarius
donnèrent des cours publiques d'anatomie humaine. Cependant on étoit obligé dans presque
toutes les universités, à s'en tenir aux explications d'un auteur (*l*). Delà, le grand nombre de
commentaires sur Galien (*m*), et puis sur Mundinus (*n*); et on jugera des connoissances anatomiques de ces tems, en considérant que BENE-
DETTI n'étoit pas en état de disséquer les muscles des bras (*o*), et que SYLVIUS (*p*) et GUIN-
THER (*q*), qui jouissoient d'une grande réputation
par leurs connoissances anatomiques, ne savoient

(*i*) Vivoit à Venise au premier tiers du 16 siècle. NIC. MASSA
Liber introductorius anatomiæ s. dissectionis corporis humani.
4. Venet. 556.

(*k*) Professeur à Marbourg, mort en 1560.
Anatomiæ, hoc est corporis humani dissectionis pars prior.
4. Marp. 537.

(*l*) Les lois de l'université de Pavie, obligèrent les professeurs
d'enseigner l'anatomie d'après MUNDINUS.

(*m*) JACOBI SYLVII *Isagoge in Hippocratis et Galeni libros
anatomicos*, dans ses *operå medica.* fol. Genev. 630. JON.
GUINTHER ANDERNACENSIS *Anatomicarum institutionum ex sen-
tentia Galeni*, *L. IV.* 4. Basil. 539.

(*n*) BERENGARII *Commentarii cum amplissimis additionibus
supra anatomiam Mundini* etc. 4. Bonon. 521.
DRYANDER *Anatomia Mundini.* 4. Marp. 551. c. f.

(*o*) Il en dit: *plurimi adeo confusi sunt, ut divelli nullo
pacto possint.* Anat. L. V. c. 20.

(*p*) Professeur à Paris, né en 1478, mort en 1555.

(*q*) Médecin de François I, puis professeur à Strasbourg, né en
1487, mort en 1574.

B

pas disséquer d'après le témoignagne de VÉSALE (r),
leur éleve.

§. 31.

D'un autre coté , les gens de lettres avoient
toutes les peines du monde , et couroient les
plus grands risques, pour se procurer des cadavres. Le premier squelette que VÉSALE eut, fut
celui d'un criminel, dont le cadavre attaché à un
poteau par des chaînes, étoit tellement mangé
par les oiseaux, qu'il devint un squelette naturel
au moyen des ligamens, qui tenoient encore les
os attachés. VÉSALE se rendoit souvent à la place
d'exécution , et enlevoit successivement les extrémités. Mais pour en avoir le tronc , il fut
obligé d'y passer une nuit, et de grimper sur le
poteau, afin qu'il put défaire la chaîne. Encore
fut-il obligé de dire en public, qu'il avoit ap-
porté de Paris le squelette, qu'on voyoit chez-
lui (s).

§. 32.

Telles ont été les difficultés, que VÉSALE (t) a
surmonté. Ses ouvrages seuls auroient dû lui
mériter une des premières places dans le catalogue

(r) *Ep. de radice chynæ*, Opp. T. II. p. 667. dit, que ses éle-
ves ont montré à SYLVIUS les valvules de l'artère pulmonaire, et
de l'aorte, que SYLVIUS n'a jamais trouvées, et p. 675, il dit, qu'il
n'a jamais vû disséquer Guinther, qu'à table.

(s) ALBINI præfatio in opera VESALII.

(t) Professeur à Padoue, etc. et puis médecin du Roi d'Espagne,
né en 1514; mort en 1564.

des hommes illustres. Il y brille avec d'autant
plus d'éclat qu'il a bravé plus d'obstacles, et qu'il
les a vaincu en si peu de temps. Dans sa 28ᵉ. année,
il publia l'avant-coureur de son anatomie (v). et
un an après, il fit imprimer son grand et **immor-
tel** ouvrage (x), qui a été pendant un siecle et
demi environ, l'oriflamme des anatomistes.

Boerhave et Albinus en ont recommandé la
lecture de la manière la plus honorable pour
Vésale, en soignant une superbe édition de ses
œuvres (y), à la tête de laquelle ils ont placé
son éloge historique. Cette édition réunit encore
l'avantage, que les muscles qui, comme il a déjà
été observé (§. 25.) ne sont que numérotés par
Vésale, y sont désignés par leurs noms usités.

§. 33.

Les observations de Falloppe (z), sont un supplément à l'anatomie de Vésale. Beaucoup de
matières effleuries, et les fautes commises par le
dernier, ont été approfondies et rectifiées par le
premier. Falloppe témoigne néanmoins la plus
grande vénération pour Vésale, qu'il appelle

(v) *Epitome librorum de corporis humani anatome.* fol. Bas. 542.

(x) *De corporis humani fabrica.* L. VII. fol. Bas. 543.

(y) Andr. Vesalii *Opera anatomica et chirurgica.* fol. T. II. L. B. 1725. c. f. æri incisis.

(z) Professeur à Padoue, né en 1523, mort en 1563. Gabr. Fallopii *Observationes anatomicæ*, dans ses *opera.* fol. Francf. 1584, et dans les œuvres de Vésale publiés par Albinus. T. II. p. 687.

divin sur toutes les pages de son ouvrage. L'examen que VÉSALE (*a*) fit ensuite des observations de FALLOPPE, ne répond pas aux ouvrages précédens de cet illustre anatomiste, parce qu'il l'a composé à Madrid, où toute recherche sur le cadavre a été impossible.

§. 34.

EUSTACHIUS (*b*) autre contemporain de VÉSALE relève avec passion ses erreurs. Il est difficile de déterminer, si EUSTACHIUS a été sérieusement affecté du dépérissement de l'anatomie Galénique par les découvertes Vésaliennes, ou s'il s'est emporté contre VÉSALE par jalousie. Ce que l'on observe, c'est qu'il se plaint dans la préface de ses opuscules (*c*), imprimés vingt ans après l'anatomie de VÉSALE, que la modicité de sa fortune l'empêcha de publier ses *tabulæ anatomicæ*, achevés en 1525, et son traité *de controversiis anatomicorum*. Il est donc possible qu'EUSTACHIUS nous eût donné une partie des découvertes, que nous devons à VÉSALE ; mais qu'en ayant été prévenu, il se soit mis en devoir de le critiquer. EUSTACHIUS a laissé en mourant, ses œuvres à

(*a*) VESALII *anatomicarum* G. FALLOPPII *observationum exam.* opp. T. II. p. 761.

(*b*) Professeur à Rome, mort en 1574.

(*c*) BARTH. EUSTACHII *opuscula anatomica*. 4. Venet. 563. Le traité *de vena sine pari*, qui s'y trouve, est un extrait du livre *de controversiis*, et tout opposé à VÉSALE.

PINUS. Les controverses paroissent perdues sans ressource, et les tables l'étoient pour la littérature jusqu'au siècle, dans lequel nous vivons (*d*). Ces tables ne sont pas seulement une précieuse collection, mais en vérité un livre de première nécessité dans une bibliothèque de médecine, depuis qu'ALBINUS (*e*) en a donné l'explication. Les commentaires que MARTIN (*f*) en a donné, ne sont pas connus autant qu'ils le méritent.

§. 35.

Les figures de VÉSALE et d'EUSTACHIUS, sont des chefs-d'œuvres, que l'on croit avoir été dessinés par TITIEN.

MASCHENBAUER prétend, que les tables originales de VESALE, dont il a soigné une édition (*g*), sont dessinées par TITIEN. LEVELING (*h*) qui s'en est servi de rechef, appuie la même opinion de l'autorité de DESPILES (*i*). ALBINUS (*k*) d'un autre

---

(*d*) *Tabulæ anatomicæ* B. EUSTACHII. *Quas præfatione et notis illustravit* J. M. LANCISIUS. fol. Rom. 714, 728.

(*e*) B. S. ALBINI *explicatio tabularum anatomicarum* B. EUSTACHII. fol. L. B. 761.

(*f*) G. MARTIN *in* B. EUSTACHII *tabulas anatomicas commentaria.* 8. Edinb. 755.

(*g*) VESALII *Zergliederung des menschlichen Körpers.* fol. Augsb. 723. c. f.

(*h*) *Anatomische Erklärung der Original-Figuren von* A. VESAL. fol. Ingolst. 783.

(*i*) *Abrégé d'anatomie accommodé aux arts de peinture et de sculpture.* fol. Par. 667. Préface.

(*k*) *Præfatio in* VESALII *opera.*

coté dit, que ces figures ont été dessinées par JEAN ETIENNE, et gravées par JEAN CALCARI (*l*).

Quant aux tables d'EUSTACHIUS, BRAMBILLA (*m*) assure, que TITIEN en a fait les dessins.

Tout bien considéré, il ne paroit pas que ce grand peintre y ait travaillé. Il est connu, que les plus habiles maîtres dessinent mal les objets d'histoire naturelle, à moins qu'ils n'en fassent une étude particulière. VÉSALE a tant souffert de la mauvaise humeur de ses artistes, qu'il se croyoit plus à plaindre dans leur compagnie, que ne le sont les malheureux, dont il disséquoit les cadavres (*n*). Or TITIEN avoit 62 ans, lorsque VÉSALE, âgé de 25, commença à travailler à son anatomie. Est-il donc à supposer, qu'à cet âge, TITIEN ait employé son temps à étudier chez un jeune anatomiste, lui qui ne put jamais faire tous les ouvrages qu'on lui demandoit, et qui fut comblé d'honneurs et de biens de l'empereur Charles V, dès 1530 (*o*)? Et comme les tables d'EUSTACHIUS ne furent faites, qu'après celles de

---

(*l*) ALBINUS parle d'aprés DOUGLAS. Cependant celui-ci ne dit pas (*Bibliographia anatomica* p. 80.) que CALCARI a grávé les figures de VÉSALE, mais qu'elles ont été gravées d'aprés les dessins de CALCARI, éléve de TITIEN.

(*m*) *Storia delle scoperte anatomiche - - - fatte dagli - - - Italiani.* 4. Milano 762. T. II. P. II. p. 2.

(*n*) *Ep. de radice chynæ*, opp. T. II. p. 680.

(*o*) *Entretien sur les vies, et sur les ouvrages des plus excellens peintres.* (par FELYBIEN) 4. Par. 695. T. I. p. 656.

Vésale, à plus forte raison Titien n'y a eu
aucun part.

§. 36.

Les tables de Vésale et d'Eustachius diffèrent non-seulement en ce que l'un a dessiné
des sujets d'un âge formé, et d'une constitution
forte, au lieu que l'autre a représenté l'âge de la
jeunesse ; mais elles ont encore une exécution
tout-à-fait différente, quant à leur genre. Dans
celles de Vésale, il y a de l'art, c'est-à-dire,
de cet art, qui distribue la lumière et l'ombre,
en sorte, que les principaux objets paroissent
ressortir du tableau, et qu'on croit voir en quelque sorte un relief. Les tables d'Eustachius n'en
ont point, elles rendent la structure des parties
avec une parfaite simplicité. Cette simplicité n'est
cependant pas celle de la nature, car l'observa-
teur qui contemple une dissection anatomique,
y voit de la lumière et de l'ombre. Il n'est pas
impossible, mais très-difficile, d'exécuter un
tableau, qui réunit la précision exigée par l'anatomiste à l'illusion pittoresque. Les tables de
Vésale présentent en effet des fautes, qui n'exis-
tent pas dans celles d'Eustachius. Dans les premières le contour des figures n'est pas tracé avec
une précision rigoureuse, très-souvent les points
d'attache ne sont pas exprimés, ce qui ne donne
qu'une idée imparfaite, si non confuse. Dans les
figures d'Eustachius au contraire, toutes les par-

ties qui appartiennent aux attaches et à la direction de chaque muscle, sont désignées avec la
plus scrupuleuse exactitude. Celles-ci sont donc
plus instructives que celles-là. Jusqu'à ALBINUS
aucun anatomiste n'a atteint la précision d'EU-
STACHIUS, et c'est une véritable perte pour les
sciences, que ses tables aient été oubliées pendant si long-temps, par rapport aux idées que
les auteurs suivans en auroient pu concevoir.

§. 37.

Dans les ouvrages d'anatomie, qui parûrent
dans l'espace de plus d'un siècle après VESALE,
on trouve beaucoup de nouvelles observations;
mais la description générale du corps, celle des
muscles en particulier, et les figures, qui en ont
été données, ne sont que des répétitions de l'anatomie Vésalienne. De sorte que les ouvrages de
COLUMBUS (*l*), VIDUS VIDIUS (*m*), VAEVERDA (*n*)
JEROME FABRICIUS (*o*), DU LAURENT (*p*), C.

(*l*) Elève de Vésale, professeur à Padoue, mort en 1577.
REALDI COLUMBI *de re anatomica.* L. XV. 8. Paris. 572.

(*m*) Professeur à Pise, mort en 1567.
VIDI VIDII *de anatome* C. H. L. VII. c. tab. 78. æn. fol. Frf.
626. dans le III T. de ses œuvres.

(*n*) Elève de Columbus.

JOH. VALVERDA *anatome* C. H. *latine reddita* à MICH. CO-
LUMBO, fol. Venet. 589. c. f. æn. Cette compilation de VÉSALE a
été écrite en espagnol, delà traduite en italien, et delà en latin.

(*o*) Elève de Falloppe, professeur à Padoue, né en 1537, mort
en 1619.

HIERON. FABRICII AB AQUEPENDENTE *opera anatomica et phy*

BAUHIN (*q*), CASSERIUS (*r*), SPIEGEL (*s*), VES-
LING (*t*), RIOLAN le fils (*v*), DOMINIQUE MAR-

siologica ed. B. S. ALBINO. fol. L. B. 738. c. f. Ce que Fabrice a écrit sur les muscles et les articulations, a plus de rapport à la physiologie qu'à l'anatomie.

(*p*) Médecin de Henri IV, mort en 1609.

ANDR. LAURENTII *Historia anatomica C. H.* fol. Frf. 600.

(*q*) Élève de J. Fabricius, professeur à Basle, mort en 1623.

C. BAUHINI *Theatrum anatomicum.* 4. Frf. 621. Cet ouvrage écrit avec une grande érudition, est important pour l'histoire.

C. BAUHINI *Vivæ imagines partium C. H. æneis formis ex-
pressæ.* Ib. 620.

(*r*) Élève de Fabricius, et son successeur à Padoue, après que Fabrice s'étoit retiré; mort en 1616.

JULII CASSERII PLACENTINI *Tabulæ anatomicæ* 78. D. BUCRE-
TIUS XX *quæ deerant, supplevit, et omnium explicationes ad-
didit.* fol. Venet. 627.

(*s*) Successeur de Casserius, né en 1578, mort en 1625.

ADRIANI SPIEGELII *Opera omnia, ex recens.* J. ANT. VAN DER
LINDEN. fol. Amst. 645. Dans cette collection se trouve l'anatomie (*de C. H. Fabrica*), publiée d'abord par Bucretius, qui y a ajouté les tables de Casserius.

(*t*) Professeur à Padoue après Spiegel, mort en 1649.

JOH. VESLING MINDARI *Syntagma anatomicum.* 4. Patav. 651, c. f. Un manuel excellent.

J. VESLING *Synt. anat.,* commentario *et appendice illustratum et auctum à* GERARDO BLASIO. 4. Traj. 696. c. f. Blasius y a ajouté les nouvelles découvertes.

(*v*) Professeur à Paris, mort en 1657.

JOH. RIOLANI FILII *oppera anatomica,* fol. Par. 650. La célé-
brité de Riolan n'est pas dûe aux découvertes qu'il fit, mais à son érudition. Nourri des anciens, qu'il avoit tous lû, il leur rend beaucoup de découvertes, que les modernes croyoient avoir faites, cri-
tique sévère, et souvent trop caustique, il censure les ouvrages de Laurentius, C. Bauhin, Spiegel, C. Bartholin, C. Hofmann et Vesling. Excellent professeur, il fait naître le gout pour les sciences, et entraîne l'élève dans leur temple. Le premier livre de son *Anthropologie* est une introduction historique et préparatoire à l'étude et aux

CHETTIS (*x*), THOMAS BARTHOLIN (*y*), DIEMER-
BROECK (*z*), ne sont aujourd'hui pour nous que
des livres d'histoire.

§. 38.

Vers la fin du dernier, et le commencement
du présent siècle, les hommes de lettres se pro-
curèrent peu-à-peu les cadavres humains avec
plus de facilité, dans les différens pays de l'Europe; il en résulta des ouvrages originaux, et en partie
magnifiques, qui sont en quelque manière le moyen
terme entre les travaux de VÉSALE et la perfection de la myologie, que les derniers tems ont ap-
porté. Alors vivoit en France GUICHARD JOSEPH

établissemens anatomiques. Son manuel (*Enchiridium anatomicum
et pathologicum.* 8. Par. 658.) a été long temps le catéchisme des
élèves.

(*x*) Collaborateur, et puis successeur de Vesling.

DOM. DE MARCHETTIS *anatomia. Cui responsiones ad Riolanum
in ipsius animadversionibus contra Veslingium additæ sunt.* 16.
Harderv. 656. Quelques observations pathologiques se trouvent dans
cet excellent manuel.

(*y*) Fils de Caspar. Professeur à Coppenhague, né en 1616, mort
en 1680.

CASPAR BARTHOLIN avoit donné *institutiones anatomicæ* 1611.
1632, qui ont été augmentées plusieurs fois par son célèbre fils, la
dernière édition porte le titre de THOMÆ BARTHOLINI *anatome, ex
institutionibus parentis,* C. BARTHOLINI, *ad circulationem Har-
veyanam et vasa lymphatica, quartum renovata.* 8. L. B. 673. c.
f. Cette anatomie a servie long-temps de manuel aux étudians, principalement parceque Bartholin reçut un des premiers la circulation
du sang.

(*z*) Professeur à Utrecht, né en 1674.

ISBRANDI DE DIEMERBROECK *opera omnia medica et anatomica.*
fol. Traj. 685. 4. Genev. 687. T. II.

DUVERNEY, le précepteur de Winslow, dont cependant ·les principaux ouvrages ne furent imprimés, que long-temps après sa mort (a).

En Hollande BIDLOO (b) publia une collection splendide, plus recommendable cependant par l'excellence du peintre DE LAIRESSE, que par la précision anatomique. Cet ouvrage est plus propre en effet, à donner une idée de l'anatomie à l'amateur, qu'à perfectionner les connoissances d'un jeune médecin, en ce qu'on voit des tableaux, au lieu de dissections dessinées, qui sont d'ailleurs accompagnés d'une explication incomplette, et absolument maigre. Ces tables de BIDLOO ont ensuite servies à un ouvrage que COWPER a publié (c). Il est triste, qu'un homme de lettres aussi distingué, ait souillé sa réputation, en publiant des tables qui sont la propriété d'un autre savant, de BIDLOO. Ce bien étranger n'a cependant pas été gaté entre les mains de COWPER, qui a joint aux tables des explications nouvelles, beaucoup plus soignées que

---

(a) Professeur à Paris né en 1648, mort en 1730.
Oeuvres anatomiques de Mr. DUVERNEY. 4. T. II. Par. 761. c. f.

(b) Professeur à Leyde, né en 1649, mort en 1713.
GODOFR. BIDLOO *Anatomia C. H. C. V. tabulis, per G. de* LAIRESSE, *ad vivum delineatis demonstrata.* fol. max. Amst. 685.

(c) *Anatomia corporum humanorum, CXX tabulis illustrata,* à GUIL. COWPER. fol. max. Ultraj. 750. Aux 105 tables de Bidloo, Cowper ajouta un appendix de 9, et un supplément de 5 tables, et publia le tout en anglois; cet ouvrage fut traduit ensuite en latin par G. Dundass, et la nouvelle édition que j'allègue, a été soignée par Schomberg.

les anciennes, et riches en observations de pratique. Les tables que COWPER y a ajoutées, sont dessinées avec la dernière précision, et supérieurement bien gravées. Il faut observer enfin, que les tables dans l'ouvrage de BIDLOO, sont beaucoup plus belles que les mêmes tables qui ont paru sous le nom de COWPER, parce que celles-là sont des premières épreuves, au lieu que celles ci ont été faites sut des planches déjà usées. L'anatomie de VERHEYEN (d), qui avoit de la réputation au commencement de ce siècle, ne doit être considérée aujourd'hui, que comme un livre de bibliothèque. PALFYN (e), qui a suivi VERHEYEN, n' d'autre mérite, que celui d'avoir allégué des observations chirurgicales à mesure qu'il explique l'anatomie des différentes parties du corps.

En Angleterre l'anatomie fit de grands pas vers la perfection (f). COWPER (g) donna une myologie,

---

(d) Professeur à Louvain, mort en 1710.

PHILIPPI VERHEYEN Anatomia corporis humani. 4. Colon. 712. c. f.

(e) Chirurgien à Gand, mort en 1730.

Heelkonstige ontheding vans Menschen Lichnam. 8. Leid. 718. J. PALFYN *anatomie chirurgicale ; revue, accompagnée de notes dans le premier volume, et refondue dans le second par* B. BOUDON. 8. T. II Par. 734. c. f.

Anatomie chirurgicale, refondue et angmentée d'une nouvelle ostéologie, par A. PETIT. 8. Par. 753. T. II. c. f.

(f) Un très-mauvais livre, publié dans cette époque est : JOH. BROWNE *Myographia nova,* fol. Amst. 694. c. f.

(g) Chirurgien à Londres, mort en 1710.

Myotomia reformata. 8. Lond. 694.

Myotomia reformata, or an anatomical treatife on the mus-

dont une seconde, et magnifique édition parut après sa mort ; les descriptions sont courtes, mais très-explicatives ; les figures sont de toute beauté ; l'exactitude anatomique y est cependant quelques fois en défaut. L'introduction physico - mathématique, sur l'action des muscles, qui se trouve à la tête de cet ouvrage, est de PEMBERTON. JACQUES DOUGLAS (*h*) a été le plus grand anatomiste de son tems ; il décrit quelques muscles subtils, inconnus auparavant. L'anatomie de CHESELDEN (*i*) est un manuel agréable à lire, enrichi d'observations chirurgicales rares, et décorée de gravures excellentes. L'anthropologie de DRACKE (*k*) est surchargée d'hypothèses physiologiques. En Italie SANTORINI (*l*, s'occupa avec une exactitude, peut-

---

cles of the human body by the late Mr. COWPER. fol. max. Lond. 724. c. f.

(*h*) Médecin à Londres.

Myographia comparata, or a comparative description of all the muscles in a man, andin a quadrup. 12. Lond. 707. traduit par SCHREIBER : *Descriptio comparata musculorum corporis humani et quadrupedis.* 8. L. B. 728.

(*i*) Chirurgien à Londres, né en 1688, mort en 1752.

WILL. CHESELDEN *The anatomy of the human body.* 8. Lond. 713. la VII. édition 750. la XII. en 784. traduit en allemand. Gœtt. 790.

(*k*) Médecin à Londres.

JAMES DRAKE *Anthropologia nova, or a new system of anatomy descriving the animal œconomy, and a short rationale of many distempers.* 8. Lond. 718. T. II. c. f.

(*l*) Professeur à Venise, né en 1681, mort en 1737.

J. DOMINICI SANTORINI *Observationes anatomica.* 4. Venet. 724. c. f.

être trop recherchée des petits muscles, et en donna des figures plus fidèles, qu'élégantes. Dans ses tables publiées long-temps après la mort de leur auteur, les mêmes parties sont gravées avec plus de netteté (*m*).

En Allemagne HEISTER (*n*) publia son abrégé d'anatomie en forme de tables, enrichies de notes critiques et savantes. Dans son édition française SENAC (*o*) y a ajouté beaucoup de dissertations physiologiques. L'anatomie de KULM (*p*), écrite aussi en forme de tables, accompagnées de notes littéraires, a été de même que HEISTER, le manuel le plus répandu en Allemagne pendant près de cinquante ans. Les muscles subtils furent derechef examinés par WALTHER (*q*), qui en fit connoître plusieurs variétés ; il décrivit aussi

---

(*m*) J. D. SANTORINI *septendecim tabulæ, edit, explicat, aliasque addit* MICH. GIRARDI. 4. Parm. 775.

(*n*) Professeur à Altorf, puis à Helmstædt, né en 1682, mort en 1758.
LAUR. HEISTER *Compendium anatomicum*, 8. Norimb. 732. T. II. c. fig.

(*o*) *L'anatomie d'*HEISTER*, avec des essais de physique, sur l'usage des parties du corps humain.* 8. Par. 735. c. f.

(*p*) Médecin à Danzig.
J. ADAM KULM Tabulæ anatomicæ, accesserunt annotationes et tabulæ æneæ, 8. Amst. 732.
J. A. KULM *Anatomische Tabellen, mit XXVII neuen K. von* C. G. KÜHN. 4. Leipz. 789.

(*q*) Professeur à Leipzig.
AUG. FR. WALTHER *Teneriorum musculorum humani corporis anatome repetita.* 4. Lips. 731. c. f.

les parties qui appartiennent à la fonction de marcher (r).

§. 39.

L'époque de la myologie perfectionnée, est le temps auquel WINSLOW et ALBINUS écrivirent.

WINSLOW (s) est le premier auteur qui ait donné une description très-détaillée des muscles, par laquelle il a surpassé de beaucoup tous ses prédécesseurs ; et si les nouvelles observations qu'on y trouve, ont été faites en partie par son précepteur G. J. DUVERNEY, WINSLOW a du moins le mérite de les avoir communiquées ; les planches qu'il annonce dans l'avertissement, n'ont jamais vues le jour. Les tableaux de GAUTIER (t) faites d'après les parties disséquées suivant l'anatomie de WINSLOW, y suppléent en quelque manière. Ces tableaux sont le premier essai, fait en France d'un art très-commun de nos jours, qui est d'imprimer des estampes en couleur. Cette manière relève les objets, et est agréable à la vue, mais toutes les nuances ne s'y expriment pas aussi bien, qu'aux estampes. Les tableaux

---

(r) *De articulis, ligamentis et musculis, incessu statuque dirigendis.* 4. Lips. 728. c. f.

(s) Professeur à Paris, né en 1669, mort en 1760.
JACQ. BEN. WINSLOW *Exposition anatomique de la structure du corps humain.* 4. Paris 732. ou bien T. IV. in. 8.

(t) *Essai d'anatomie en tableaux imprimés, d'après les parties disséquées, par Mr.* DUVERNEY, *chirurgien,* comprenant VIII planches. 748.

de GAUTIER surtout, ont beaucoup de dureté, et sont trop foncés, ce qui leur donna un air triste.

§. 40.

LES ouvrages de GARENGEOT (v), VERDIER (x), DISDIER (y) et DUVERNEY le chirurgien (z), sont tirés de WINSLOW. Mais les essais de LIEUTAUD (a) sont un livre original, composé sur les dissections d'après les vues particulières de l'auteur, et remplis de bonnes observations.

§. 41.

ALBINUS (b) a donné l'histoire la plus complette des muscles. A la description de chaque

---

(v) Chirurgien, né en 1688, mort en 1759.

Myotomie humaine et canine. 12. Par. 750. **T. II.**

(x) Chirurgien, né en 1685, mort en 1759.

Abrégé d'anatomie du corps humain. 12. Par. 751. L'édition de SABATIER 1768, T. II. est plus récommendable du côté des additions, que du fond de l'ouvrage.

(y) Professeur de l'académie de sculpture à Paris.

Sarcologie, ou Traité des parties molles. 12. Par. 748. **T. V.**

Exposition exacte, ou tableaux anatomiques des différentes parties du corps humain. fol. Par. 758. Cet ouvrage, dont les figures et le texte sont gravées en taille douce, n'est pas moins très-au-dessous du médiocre.

(z) *L'art de disséquer méthodiquement les muscles du corps humain.* 12. Par. 749.

(a) Professeur à Paris, médecin du Roi, né en 1703, mort en 1780.

Essais anatomiques, avec la manière de les découvrir. 8. Par. 766. c. f. La nouvelle édition donnée par PORTAL a pour titre: *Anatomie historique et pratique.* 8. Par. 794. T. II. c. f.

(b) Professeur à Leide, né en 1696, mort en 1770.

BERH. SIEGF. ALBINI *Historia musculorum hominis* 4. Leid.

muscle

muscle, il a ajouté les synonymes, ce qui facilite les recherches historiques. Dans ses tables (c)
dessinées et gravées par WANDELAER, l'exactitude anatomique, la fidélité du dessin, la beauté
du burin, et la composition de la pièce entière,
rivalisent en perfection, et présentent un chef-
d'œuvre unique en son genre. L'histoire de ces
tables donnée par ALBINUS (d), ne fait pas seulement connoître les soins infinis qu'il s'est donné
pour les faire exécuter, mais elle est encore un
mémoire instructif, utile aux gens de l'art, qui
se proposent d'entreprendre des ouvrages analo-
gues. ALBINUS a jugé qu'il ne réussiroit jamais à
donner des images parfaits, s'il faisoit travailler
son artiste d'après le coup - d'œil, et s'il commen-
çoit par faire ébaucher la pièce entière avec toutes
les parties qu'elle doit représenter. A l'instar des
plus habiles peintres qui se méfient du coup-
d'œil, et qui marquent avec le compas les principaux points de la figure, ALBINUS, après avoir
placé le sujet dans une attitude convenable, mit
un cadre entre le sujet et le dessinateur; ce cadre

---

734. avec les figures des muscles de la main. Dans la nouvelle
édition, 4. Lips. 784, les *tables*, qu'ALBINUS n'a publié qu'après
l'histoire, sont citées.

(c) *Tabulæ sceleti et musculorum corporis humani.* ful. max.
L. B. 747.

(d) Il l'appelle *Historia hujus operis*, placée à la tête des *tabulæ sceleti et musculorum.* Voyez aussi ALBINI *Academicæ
annotationes.* L. I. *præfatio*, et L. VIII.

C

étoit divisé en petits quarrés par des fils longitu-
dinaux et transverses; la planche sur laquelle le
dessein devoit se faire, étoit divisée en un pareil
nombre de quarrés; alors le dessinateur marquoit
sur un quarré de sa planche le point de l'objet
qui répondoit au même quarré du cadre. La
seconde attention étoit de ne faire dessiner au
commencement que le squelette, et de porter
les muscles sur le squelette déjà dessiné. De
cette manière les attaches des muscles étant bien
exprimées pendant qu'on dessinoit le squelette,
les muscles eux-mêmes pouvoient être placés avec
une précision rigoureuse, à laquelle on ne parvient
jamais, lorsque l'on dessine toute la figure à la
fois.

Ce grand homme ne se contenta pas de donner à la figure elle-même qu'il représentoit toute
la perfection, il lui donna encore un air saillant
par les hors d'œuvres ajoutés à chaque planche,
dont le voile qui paroît les couvrir, met la prin-
cipale figure dans le plus grand jour.

§. 42.

Les tables en couleurs de GAUTIER fils, publiées
par JADELOT (e), sont une imitation grossière de
celles d'ALBINUS, et cependant de beaucoup
supérieures à la myologie de GAUTIER le père,

(d) Professeur à Nancy, mort en 1793.

Cours complet d'anatomie, peint et gravé en couleurs natu-
relles par A. E. GAUTIER D'AGOTY, second fils, et expliqué
par Mr. JADELOT. fol. max. Nancy 773.

par un dessin plus exact et un coloris plus agréable.

§. 43.

Les principaux ouvrages sur la myologie, dans lesquelles on a suivi la méthode d'ALBINUS, sont ceux des anatomistes la plupart encore vivans, COURCELLES (*f*), TARIN (*g*); CAMPER (*h*), SABATIER (*i*), INNES (*k*), SIMMONS (*l*), SANDIFORT (*m*),

---

(*f*) DAV. CORN. de COURCELLES *Icones musculorum capitis.* 4. L. B. 743. Je ne connois pas de plus belles figures des muscles de la tête et des organes de la déglutition.

D. C. de COURCELLES *Icones musculorum plantæ pedis.* 4 L. B. 739.

(*g*) Médecin, mort en 1761.

Myographie, ou description des muscles du corps humain. 4. Par. 753. Dans cet ouvrage les tables d'ALBINUS sont réduites au tiers, ou au neuvième de la surface; par cette diminution, les figures sont chétives, les détails méconnoissables, et l'ensemble plus pittoresque à l'œil, qu'instructif à l'esprit.

(*h*) Professeur en différentes universités bataves, né en 1722, mort en 1789.

PETRI CAMPER *Demonstrationum anatomico-pathologicarum, Liber I. continens brachii humani fabricam et morbos.* fol. atl. Amst. 760. c. fig.

(*i*) Professeur en chirurgie à Paris.

Traité complet d'anatomie. 8. Par. 781. T. III.

(*k*) JOHN INNES *A short Description of the human muscles.* 12. Edinb. 776.

(*l*) Médecin à Londres.

SAM. F. SIMMONS *the anatomy of the human Body.* 8. Lond. 780.

(*m*) Successeur d'Albinus à Leide.

EDUARD SANDIFORT *Descriptio musculorum hominis.* 4. L. B. 781.

WALTER (*n*), MAYER (*o*), BAHRDT (*p*), LODER (*q*),
HILDEBRANDT (*r*), SÖMMERING (*s*). On y reconnoit l'empressement général, avec lequel les hommes de lettres répandent les connoissances utiles,
et un gage sûr de l'instruction parfaite que les
élèves sont à même de se procurer.

CAPSULES.

§. 44.

Il n'y a pas long-temps que les anatomistes
distinguent du tissu cellulaire les membranes
muqueuses, qui se trouvent auprès de différens

(*n*) Professeur à Berlin.
J. G. *WALTER Myologisches Handbuch.* 8. Berl. 784.

(*o*) Professeur à Berlin.
Beschreibung des ganzen menschlichen Körpers. 8. Berl. 784.
T. VIII. *Anatomische Kupfertafeln, nebst dazu gehörigen Erklærungen.* 4. Berl. 783. sq. VI. Hefte.

(*p*) Professeur à Vienne.
Anfangsgründe der Muskel-Lehre. fol. Wien, 786. c. fig.

(*q*) Professeur à Jena.
Anatomisches Handbuch von JUST. CHR. LODER. 8. Jen. 788.
Tabulæ anatomicæ quas ad illustrandum C. H. fabricam collegit. fol. Vinar, 794. sq.

(*r*) Professeur à Brunswic, aujourd'hui à Erlangen.
G. F. *HILDEBRANDT Lehrbuch der Anatomie des Menschen.*
8. Braunschw. 789. T. III.

(*s*) Professeur à Mayence.
SAM. TH. SÖMMERING *Muskel-Lehre,* est le troisième volume *vom Bau des menschlichen Körpers.* 8. Frf. 791. T. V.

-muscles. Il est vrai que VÉSALE (*t*) a eu quelque connoissance des gaines muqueuses, qui enveloppent les longs tendons, et que WINSLOW (*v*) les a décrit sous la dénomination de *gaines mucilagineuses et membraneuses*; cependant on n'y a pas porté une attention particulière, qu'après qu'ALBINUS (*x*) eut décrit des *bursæ mucosæ* dans un nombre considérable de muscles. Quelque temps après JANCKE (*y*) indiqua la plus grande partie de ces particules, qu'il appella *capsæ*. FOURCROY (*y*) donna des descriptions détaillées et savantes des *capsules*. Pendant que les mémoires de FOURCROY furent publiés successivement, MONRO (*z*) donna les figures des capsules, et y ajouta des réflexions importantes de physiologie. Enfin KOCH (*a*) en fit l'objet d'une dissertation académique. Dans les ouvrages sur les muscles, publiés depuis ALBINUS, les auteurs ont aussi communément fait mention des capsules.

§. 45.

Un examen attentif m'a fait connoître que les particules appellées *bursæ* ou *capsules*, sont de

(*t*) *De C. H. Fabrica* L. II. c. 43, etc.

(*v*) *Tr. des muscles*, §. 317, 324 etc.

(*x*) *Historia musculorum* L. III. c. 86, etc.

(*y*) *Prolusio de capsis tendinum articularibus*. 4. Lips. 754.

(*z*) *Mém. de l'ac. des sciences de Paris*, années 1785, p. 392. 414; 1786. p. 38, 550; 1787, p. 289, 301.

(*a*) *A Description of all the bursæ mucosæ of the human body*. fol. Edinb. 788. c. fig.

(*b*) *De bursis tendinum mucosis Dissertatio respondente* ERSCH. 4. Lips. 789.

deux espèces. J'appelle la première, *capsules muqueuses*, et la seconde *gaines muqueuses*. Les *capsules muqueuses* sont des petites vésicules, formées par une membrane propre, transparente et très-subtile, et situées entre le tendon d'un muscle et l'os, auquel il va s'attacher, ou entre le tendon et le ligament capsulaire.

§. 46.

La surface externe des capsules muqueuses est attachée aux parties voisines par un tissu subtil, cellulaire ou graisseux. Lors donc qu'en disséquant on est parvenu à une capsule muqueuse, il faut faire les incisions avec une grande précaution, pour ne pas intéresser la capsule. Il faut observer de plus, qu'il y a des capsules dont la membrane n'est pas entière, mais dont le bord s'attache à un tendon, ou à un cartilage de manière que ces parties servent de paroi à la capsule. Il suit de-là que ces espèces de capsules (e. gr. la capsule radio-bicipitale, l'iliaque etc,) ne peuvent pas être séparées de leurs parties environnantes; au lieu que ce procédé peut avoir lieu pour les capsules entières et attachées par un tissu cellulaire ou graisseux, (e. gr. les capsules acromiennes.)

§. 47.

A leur surface interne les capsules muqueuses sont lisses, et humectées pas une liqueur albumineuse, semblable à celle qu'on observe dans l'intérieur des articulations.

Cette liqueur est séparée en partie par de petits vaisseaux distribués sur la membrane de la capsule ; et en partie par de petites masses frangées, qui se trouvent dans la cavité de quelques capsules, et dont on voit de semblables aux cavités articulaires, comme nous verrons ci-après. (§. 55.)

Les capsules muqueuses, attachées aux ligamens capsulaires, communiquent souvent avec les cavités articulaires, (e. gr. la capsule coracoïdienne, l'iliaque).

§. 48.

Les *gaines muqueuses* ont quelques caractères qui les rapprochent des capsules, mais plusieurs, par lesquels elles en sont essentiellement distinguées.

De même que les capsules, les gaines muqueuses sont formées par un tissu subtil et transparent, et sont humectées par une liqueur albumineuse. Mais elles en sont distinguées en ce que les gaines enveloppent les tendons, et même les muscles, auxquels les tendons appartiennent; qu'elles ne forment pas des vésicules fermées et séparées du tissu cellulaire; qu'au contraire l'air qu'on y souffle, se communique au tissu cellulaire du corps en général.

§. 49.

L'utilité des capsules et gaines muqueuses est évidente.

Beaucoup de muscles sont situés de manière, que leurs fibres musculaires, et plus souvent leurs tendons passent sur une éminence osseuse, par laquelle leur direction est en ligne courbe. Il en résulte un frottement considérable pendant la contraction du muscle, ce frottement est diminué par la capsule, très-lisse à sa surface interne, qui est située entre le muscle et l'os.

Il en est de même des gaines muqueuses, qui ne permettent qu'un frottement infiniment petit, tandis qu'une gaine cellulaire en causeroit un plus considérable, si elle enveloppoit les longs tendons.

§. 50.

Le plus grand nombre des capsules et des gaines muqueuses, se trouve aux articulations des extrémités. Dans les autres parties du corps, les muscles à longs tendons, sont plus rares, les gaines muqueuses le sont donc aussi; mais il y en a, e. gr. au muscle digastrique.

§. 51.

Je donnerai la description des capsules très-souvent avec celle des articulations. Mais comme les capsules se présentent avant les articulations; que les gaines muqueuses s'offrent même avant les muscles, auxquels elles appartiennent; et que ces parties sont détruites quand on dissèque le muscle: j'en décrirai plusieurs séparément à l'occasion des muscles.

L I G A M E N S.

§. 52.

Les *ligamens* sont des parties molles et blanches, quelquefois membraneuses, très-souvent composées de fibres tendineuses, par lesquelles une partie est liée à une autre, et retenue dans sa situation naturelle.

§. 53.

Dans le premier et le second livre de son anatomie, VÉSALE décrit les ligamens qui appartiennent aux os, et aux muscles. EUSTACHIUS (c) en a dessiné quelques-uns dans ses tables, et a décrit particuliérement ceux de la tête. COLUMBUS, VALVERDA, VIDIUS, SPIEGEL, CASSERIUS, n'ont guères ajouté aux descriptions que VESALE nous avoit donné des ligamens, et leurs figures sont inférieures à celles qu'en avoit laissé ce dernie.. Il en est de même de RIOLAN , quoiqu'il ait donné à cette partie de l'anatomie la dénomination particuliére d'*osteologia nova* (d). WINSLOW (e) en décrit l'ensemble avec beaucoup d'exactitude. WALTHER (f) a particuliérement examiné ceux

---

(c) De motu capitis, dans les *opuscula anatomica*, p. 527.

(d) *Encheiridium anatomicum*, L. VI.

(e) *Tr. des os frais*, fait parue du I. Tome de *l'exposition anatomique.*

(f) *De articulis, ligamentis et musculis hominis, incessu, statuque dirigendis.* Cet ouvrage est divisé en trois sections. 1). De genu articulo. 2). De articulis et ligamentis totius pedis. 3). De musculis, incessum statumque dirigentibus.

de l'extrémité inférieure. WEITBRECHT (*g*) enfin, a non-seulement surpassé ses prédécesseurs en cette matière, mais il en a donné des déscriptions complettes et des figures exactes ; l'histoire des ligamens est appellée *syndesmologie* par cet auteur. Je suis informé que les figures des ligamens, qui ont été publiées récemment par LODER, surpassent celles de WEITBRECHT, mais comme je ne les ai pas encore vues, je ne puis pas l'affirmer.

§. 54.

Les ligamens qui unissent les muscles aux os, ou ceux-ci l'un à l'autre, varient d'après leur destination.

Ceux qui entourent et enferment les extrémités de deux os, et qu'on appelle *capsulaires*, sont de véritables capsules, composées d'une membrane plus ou moins forte, quelquefois reserrée autour de l'articulation, très-souvent assez spacieuse, pour permettre un mouvement parfaitement libre.

§. 55.

La surface interne des ligamens capsulaires est lisse, glissante, et humectée par une liqueur

---

(*g*) *Syndesmologia sive historia ligamentorum corporis humani.* 4. Petrop. 742. c. f.

Une traduction françoise en abrégé a été donnée par TARIN, *Desmologie.* 8. Par. 752. dans laquelle les figures sont beaucoup réduites, et tout-à-fait gâtées. Ces mauvaises figures ont aussi servies à la traduction allemande, WEITBRECHTS *Syndesmologie.* Strasb. 779. 8.

albumineuse, qui porte le nom de *synovie*, (*axungia articularis*, *liquor articularis*, *Gelenkfeuchtigkeit*, *Gelenkschmiere*.)

La synovie est séparée en partie par les petites artérioles qui sont répandues sur le ligament capsulaire, et en partie par l'*appareil synovial*. ou les *glandes de Havers*. On a donné cette dernière dénomination à de petites masses adipeuses en apparence, jaunes ou roussatres, dont on trouve une ou plusieurs dans l'intérieur des articulations, et qui paroissent composées de grains. Ces masses appellées par COWPER (*h*) *glandulæ mucosæ*, ont été particulièrement décrites par HAVERS (*i*), qui les nomme *glandulæ articulares*, ou *glandulæ mucilaginosæ* ; cette opinion, que la synovie est séparée par des glandes a été adoptée depuis par les anatomistes. Mais d'après le nouvel examen fait par MONRO (*k*), il est connu, que ces masses ne sont pas granuleuses ou glanduleuses, mais qu'elles ressemblent aux vésicules de la graisse. Vues par le microscope, elles présentent des franges composées de filamens cylindriques, ou de vésicules allongées, garnies de petits vaisseaux ; la figure constante de ces franges a sans doute sou utilité dans la séparation de la synovie.

L'appareil synovial est attaché aux os, ou à

(*h*) *Anatomia*, Tab. 79. E.

(*i*) *Novæ de ossibus observationes*. 8. Amst. 731. p. 211.

(*k*) *Bursæ mucosæ*. Tab. VIII.

la surface interne des ligamens articulaires. Dans les deux cas il est situé de manière qu'il puisse être comprimé, sans être froissé.

§. 56.

Conformément au principe de faire connoître les parties à mesure qu'elles se présentent, je décrirai les ligamens musculaires avant ou avec les muscles, à mesure que la dissection l'exigera. Les ligamens articulaires suivront l'histoire des muscles.

PREMIÈRE LEÇON.

MUSCLES DU BAS-VENTRE.

§. 57.

Nombre. Il y en a dix, cinq du côté droit, et autant du côté gauche.

1. L'oblique externe, §. 58.
2. L'oblique interne, §. 68.
3. Le transverse, §. 74.
4. Le droit, §. 80.
5. Le pyramidal, §. 89.

I. L'oblique externe.

§. 58.

Préparation. Incisez la peau du creux de l'estomac, jusqu'au pubis, passez le bistouri à côté du nombril; faites ensuite une seconde incision transversale du nombril au flanc. Disséquez la peau de manière que tout le tissu cellulaire lui reste attaché, repliez les deux lambeaux de la peau, l'un en haut, l'autre en bas; vous verrez le muscle oblique externe.

§. 59.

SYNONYMES. Oblique descendens. VÉSAL. de C. H F. L. II. c. 31. p. 231. Tab. III. *Obliquus externus ;* EUSTACHIUS, Tab. XXVIII. I K. XXX. F.; *Obliquus descendens* C. BAUHIN. Th. an. L I. c. 8. CASSERIUS Lib. IV. Tab. 8. G. H. I. K. SPIEGEL, de C. H. F. L. IV. c. 10. RIOLAN. Anthrop. L. V. c. 35. BIDLOO T. XXXI. C. D. E. F. G. COWPER anat. ib., et myot. 1724. c. 1. Tab. I. II. SANTORINI obs. anat. c. IX. §. 1. WINSLOW Tr. des muscles, §. 71. GAUTIER Ess. d'anatom. T. X. 83. ALBINUS H. M. L. III. c. 75. Er. Tab. M. 1. IX. XIII. fig 1. JADELOT Plan. III. 28. VII. 20. *der äussere schiefe Bauchmuskel.* BAHRDT Tab. XV. fig. 1. 2. Synt. T. I.

§. 60.

ATTACHES. Il prend son origine par huit chefs ou dentelures des huit côtes inférieures, à commencer par la cinquième, et couvre par-là la partie inférieure du thorax. Chaque dentelure est attachée au bord inférieur de sa côte par des fibres légèrement tendineuses. Les dentelures supérieures sont plus petites que les inférieures.

La première dentelure s'attache à la cinquième côte. Elle envoie une aponeurose mince, et quelquefois un faisceau charnu au muscle grand pectoral, (§. 115.) La seconde dentelure s'attache à la sixième côte. La troisième à la septième. La quatrième à la huitième. Ces quatre dentelures sont interposées entre quatre chefs, qui appartiennent au muscle grand dentelé (§. 358). La cinquième dentelure est attachée à la neuvième côte. La sixième à la dixième. La septième à l'onzième. Et la huitième à la douzième.

Lorsque cette dernière côte est très-petite, ou qu'elle manque, la dentelure de même ne s'y trouve pas, ou bien elle est attachée à l'apophyse transverse de la première vertèbre des lombes.

Les quatre dentelures inférieures sont interposées entre quatre autres, qui appartiennent au muscle grand dorsal. (§. 337.)

§. 61.

La portion postérieure du muscle oblique externe, est située sur le dos; il faut donc mettre le cadavre sur le côté. Cette portion est aussi couverte par le bord antérieur du grand dorsal, qu'il faut détacher, pour que la fin de l'oblique soit à découvert.

§. 62.

Les fibres musculaires de l'oblique externe descendent de ces différentes attaches, mais leur marche n'est pas la même, car les antérieures ont une direction oblique à la lèvre externe de l'os des îles, depuis la tubérosité jusqu'à l'épine antérieure et supérieure de ces os, et les postérieures descendent perpendiculairement. Les fibres qui partent des cinq dentelures supérieures, ne parviennent plus à l'os des îles, mais elles se portent en avant sur le ventre, où elles deviennent aponeurotiques.

§. 63.

Toute la partie antérieure de l'oblique externe forme donc sur le ventre une large aponeurose, qui a plusieurs parties remarquables.

§. 64.

Son bord inférieur forme un cordon, attaché par un bout à l'épine antérieure et supérieure de l'os ileum, et par l'autre à l'épine de l'os pubis; on l'appelle le *ligament de Falloppe* ou de *Poupart*, (*ligamentum inguinale*). Il est fortement attaché par des fibres tendineuses au fascia lata de la cuisse. Les vaisseaux et nerfs qui partent du bassin, pour se distribuer à l'extrémité inférieure, passent sous ce ligament.

§. 65.

L'aponeurose du muscle oblique externe se fend près l'os pubis en deux bandes, auxquelles on a donné le nom de *piliers*, (*crura*, *columnæ*), dont l'un est supérieur et interne, et l'autre inférieure et externe.

Le pilier supérieur est le plus long; il se continue obliquement de l'épine de l'os pubis sur la symphyse de cet os, s'y croise avec le pilier supérieur de l'autre côté, et y fait la fonction d'un ligament accessoire.

Le

Le pilier inférieur est plus court; il passe sous le supérieur et sous les parties qui sortent de l'abdomen, à la partie horizontale de l'os pubis, où il s'attache au pilier supérieur.

Entre les deux piliers il y a une ouverture oblongue, dirigée obliquement de dehors en dedans et plus large à son extrémité supérieure, qu'on appelle *l'anneau*, (*annulus abdominalis*, *Bauchring*). Le cordon spermatique ou le ligament rond de l'uterus y passe dans les différens sexes, et comme le cordon est plus gros que le ligament, l'anneau est plus ample dans les hommes. L'extrémité supérieure de l'anneau est garnie de fibres transversales.

§. 66.

Les aponeuroses des deux muscles obliques externes se continuent et s'entrelacent l'une dans l'autre au milieu du ventre, de manière que les fibres du côté droit passent du côté gauche, et reciproquement. De cette union il se forme une *ligne blanche*, (*linea alba*), qui s'étend de l'apophyse xiphoïde à la symphyse du pubis. Nous verrons bientôt que les aponeuroses des muscles obliques internes et transverses s'y unissent aussi. La ligne blanche est donc composée de six aponeuroses. (§. 88.)

§. 67.

USAGES. Quand les deux obliques externes agissent ensemble, le fascia lata est tendu, (§. 786).

D

le corps étant debout. Et en fléchissant le corps antérieurement, le bassin étant fixé dans sa position naturelle, ces muscles tirent la poitrine en bas. Ils compriment la partie inférieure du thorax. Un seul oblique fléchit le corps latéralement, lorsque sa partie postérieure est en mouvement, et il le tourne quand ses fibres antérieures se contractent.

II. L'OBLIQUE INTERNE.

§. 68.

PRÉPARATION. Séparez les dentelures du muscle oblique externe, sa partie postérieure, et celle qui est attachée à l'os ileum ; détachez successivement ce muscle, en laissant à sa surface postérieure tout le tissu cellulaire ; repliez-le en avant jusqu'à ce que l'union de son aponeurose, avec celle de l'oblique interne, qui paroîtra alors à découvert, vous arrête.

§. 69.

SYNONYMES. Oblique ascendens, VÉSAL. de C. H. F. L. II. c. 31. p. 231. Tab. IV. XI. a, b. *Obliquus internus*, EUSTACHIUS Tab. XXXII. R. *Obliquus ascendens*, C. BAUHIN. Th. an. L. I. c. 8. CASSERIUS L. IV. T. 9. E. SPIEGEL de C. H. F. L. IV. c. 10. RIOLAN Anthrop. L. V. c. 33. BIDLOO T. XXXII, R. S. COWPER anat. eod. COWPER Myot. 1724. c. 1. Tab. 2. S. 15. *Obliquus inferior,* SANTORINI Obs. anat. c. IX. §. 1. *L'oblique*

Interne, WINSLOW, Tr. des muscles, §. 87. GAUTIER, Ess. d'an. T. XI. 84. ALBINUS, H M. L. III. c. 76. ej. Tab. II, VI, XIII. JADELOT, plan. IV, 27. BAHRDT, *der innere schiefe Bauchmuskel.* Tab. XV. fig. 4. 5. 6. Synt. T. I.

§. 70.

ATTACHES. Il commence au dos par une aponeurose, fixée aux vertèbres des lombes; comme cette aponeurose appartient encore aux muscles profonds du dos, elle sera décrite à l'histoire de ces organes. (§. 387.) Quand elle est parvenue au flanc, elle devient charnue. Alors les fibres musculaires montent obliquement en avant.

§. 71.

La majeure partie de l'oblique interne nait du milieu de la crête de l'os des îles, par des fibres charnues, qui montent ensuite obliquement.

Elles se dirigent successivement vers le bord inférieur des cartilages des côtes, et là elles se terminent.

Les fibres qui partent de l'épine antérieure et supérieure de l'os ileum, se jettent sur le ventre en forme de rayons, dont les uns montent, les autres ont une situation transverse, et d'autres encore descendent. Une partie de ces dernières se porte vers l'anneau, par lequel elles passent.

§. 72.

La partie antérieure du muscle oblique interne,

dont les fibres ne se dirigent pas vers les côtes, devient aponeurotique. Cette aponeurose commence en haut vers la huitième côte, et en bas vers l'os pubis; et comme l'aponeurose de l'oblique externe commence déjà à l'épine de l'os ileum (§. 62.); il s'en suit que l'oblique interne est plus charnu sur le ventre, et que sa chair paroit un peu à travers de l'aponeurose de l'oblique externe. L'aponeurose de l'oblique interne s'unit à celle de l'oblique externe. Nous connoitrons bientôt (§. 86.) comment elle se termine.

§. 73.

USAGES. Les deux obliques internes contribuent à la flexion du corps en avant.

Chacun en particulier tourne la poitrine de son côté sur le bassin.

III. LE TRANSVERSE.

§. 74.

PRÉPARATION. Coupez l'oblique interne au commencement de sa partie charnue vers le dos; séparez ce qui est attaché au bord des côtes et à l'os des îles; détachez le muscle jusqu'à la partie où son aponeurose se trouve adhérente: vous verrez le muscle transverse.

§. 75.

SYNONYMES. Transversus , VESAL. de C. H. F. L. II. p. 232. Tab. V. y; VI, XII. p. Eu-

STACHIUS, Tab. XXXIII. q. C. BAUHIN, Th. an.
L. I. c. 8. CASSERIUS, L. IV. T. 12. F. SPIEGEL,
L. IV. c. 10. RIOLAN. Anthrop. L. V. c. 33. BID-
LOO, T. XXXII. c. 33. COWPER, Myot. 1724.
c. 1. Tab. 2. 5. 16. SANTORINI Obs. an. c. IX. §.

Le transverse, WINSLOW, Tr. des muscles,
§. 107. GAUTIER, Ess. d'anat. T. XII. 89. AL-
BINUS, H. M. L. III. c. 77. *ej.* Tab. III. XIV. §.
1. 2. 3. JADELOT, plan V. 15. BAHRDT, *der queere
Bauchmuskel*, Tab. XVI. fig. 1. 2. 3. Synt. T. II.

§. 76.

ATTACHES. Le transverse a la même origine
que l'oblique interne du côte du dos (§. 61.)
Mais ses fibres musculaires commencent plus
tard, que celles de ce dernier muscle.

Elles prennent toutes une direction horizontale
en s'avançant sur le ventre.

La partie supérieure du transverse provient de
la surface intérieure de la poitrine, comme nous
verrons ci-après (§. 101.)

Et la portion inférieure nait de la lèvre interne
de la crête de l'os ileum. Les fibres les plus basses,
c'est-à-dire celles, qui partent de l'épine antérieure et supérieure du même os, se mêlent avec
les fibres inférieures du muscle oblique interne,
(§. 71.) et passent l'anneau avec elles.

§. 77.

Quand les fibres musculaires sont parvenues
sur le ventre, elles y deviennent aponeurotiques;

celles du milieu plûtôt que les supérieures et les inférieures. L'aponeurose forme par-là un arc de cercle qu'on appelle *linea semicircularis* SPIEGELII. Par son bord antérieur, l'aponeurose du transverse se réunit à celle du muscle oblique interne.

§. 78.

Attendu que les fibres du transverse sont horizontales, et que les dernières proviennent de l'épine de l'os des îles; la région du bas - ventre, qui est près de l'os pubis, n'est plus couverte par ce muscle.

§. 79.

USAGES. Il serre la partie inférieure de la poitrine. ·

IV. LE DROIT.

§. 80.

PRÉPARATION. Incisez l'aponeurose du muscle oblique externe à un travers de doigt de la ligne blanche, depuis le creux de l'estomac jusqu'au pubis. Séparez - la des chaires, qu'elle couvre; coupez les fibres tendineuses qui lient cette aponeurose aux parties tendineuses de ce même muscle; vous verrez le muscle droit de l'abdomen, posé à côté de la ligne blanche, et tenant toute la longueur du bas - ventre.

§. 81.

SYNONYMES. Rectus, VESAL. de C. H. F. L. II. p. 231. T. V. FALL. Obs. an. p. 717. ARANT. Obs.

an. c. 40. C. BAUHIN, L. I. cap. 8. EUSTA-
CHIUS, Tab. XXXIII. n. CASSERIUS, L. IV. T.
10. D. SPIEGEL, de C. H. F. L. IV. c. 10.
RIOLAN. Anthrop. L. V. c. 33. BIDLOO, T. XXXII.
L. M. N. O. P. COWPER, an. eod. COWPER, Myot.
1724. c. 1. Tab. I. II. XVI. *le droit.* WINSLOW,
Tr. des muscles. §. 79. GAUTIER, Ess. d'anat. T.
XI. 85. ALBINUS, H. M. L. III. c. 78. *ej.* Tab.
II. XIII. JADELOT, plan IV. 28. BAHRDT,
der gerade Bauchmuskel, Tab. XVI. fig. 4. Synt.
T. I.

§. 82.

ATTACHES. Il prend son origine à la partie
antérieure et inférieure de la poitrine par des chefs
provenans du côté du cartilage xiphoïde, et du
bord inférieur de la cinquième, sixième, septième, et souvent de la huitième côte; ces chefs
se réunissent de suite en un corps, qui se dirige
vers le bord inférieur du thorax.

Il descend sur le milieu du ventre, à côté de
la ligne blanche, pour gagner l'os pubis. De large
et mince qu'il est en haut, il se rétrécit et s'épaissit après avoir passé le nombril. Vers le pubis,
sa partie musculaire se change en un tendon fort
et large, qui se divise en deux chefs, lorsqu'il
est parvenu à l'os. Le chef externe et large, s'attache au bord de la partie horizontale de l'os
pubis. Le chef interne qui est rond, passe obliquement sur la symphyse du pubis, s'y croise

avec celui de l'autre côté, et fortifie ainsi la réunion des os.

§. 83.

La longueur du muscle droit est divisée en plusieurs parties par trois traverses aponeurotiques, situées au-dessus du nombril, et fortement attachées à l'aponeurose, qui couvroit le muscle; on les appelle *enervations*, (*inscriptiones*, s. *intersectiones tendineæ*.) Elles ne sont point de bandes aponeurotiques, dont les fibres seroient transverses, mais la direction longitudinale des fibres musculaires, y devient tendineuse.

§. 84.

OBSERVATION. Le muscle droit est quelquefris continué en haut sur la poitrine jusqu'au manubrium dn sternum; c'est ainsi qu'il est représenté dans les figures de VÉSALE, CASSERIUS; j'ai observé cette variété en 1785.

§. 85.

USAGES. Comme le bas-ventre est communément plus ou moins porté en avant, le muscle droit le tire en dedans, la ligne blanche devient par-là droite, de courbe qu'elle a été. Cette action est plus forte par les énervations qui sont fixées à l'aponeurose; il tire aussi, mais faiblement, la poitrine en bas.

LA GAINE DU MUSCLE DROIT.

§. 86.

Il a été dit que le muscle droit est couvert par une aponeurose, (§. 80.), or, comme il répond à une autre par sa surface postérisure, il est enfermé tout-à-fait dans une *gaine*, (*vagina musculi recti*,) formée par les aponeuroses des muscles oblique externe, oblique interne et transverse. Et voici comment. On remarque à la partie supérieure du muscle oblique interne, que son aponeurose se divise en deux feuilles, dont l'antérieure se réunit à l'aponeurose du muscle oblique externe, et la postérieure à celle du muscle transverse. La gaine du muscle droit est donc formée de deux lames, dont l'antérieure est composée de l'aponeurose du muscle oblique externe, et de la feuille antérieure de l'aponeurose de l'oblique interne, et la lame postérieure est composée de la feuille postérieure de l'aponeurose de l'oblique interne, et de l'aponeurose du muscle transverse.

§. 87.

Il faut observer encore, que la lame postérieure de la gaine ne parvient pas jusqu'au pubis, mais qu'elle cesse vers le milieu du nombril et cet os, par une ligne courbe, qu'on appelle *linea semicircularis Douglassii*. La partie intérieure du muscle droit, touche donc immédiatement le peritoine. Cette structure permet à la vessie, de s'étendre plus librement.

§. 88.

Après avoir enveloppé le muscle droit, les deux lames de la gaine se réunissent au milieu du bas-ventre, et leurs fibres se croisent avec celles du côté opposé. Par-là, la formation de la *ligne blanche* (§. 66.) est achevée, qui est donc composée des six aponeuroses des muscles oblique externe, oblique interne et droit de chaque côté.

V. LE PYRAMIDAL.

§. 89.

Se trouve à la partie inférieure, interne de la gaine du muscle droit (81.)

Quelquefois il manque d'un côté; quelquefois des deux; il est plus rare d'en trouver trois, dont deux d'un côté.

§. 90.

SYNONYMES. Superius principium recti abdominis, VESAL. de C. H. F. L. II. c. 31. Tab. V. n. *Musculus carnosus .... ab osse pubis .... in lineam albam.* FALLOPP. Obs. an. p. 716. *Pyramidalis,* EUSTACHIUS, T. XXXIII. u. C. BAUHIN. Th. an. L. I. c. 8. CASSERIUS, L. IV. Tab. X. J. SPIEGEL, de C. H. F. L. IV. c. 10. RIOLAN. Anthrop. L. V. c. 33. BIDLOO, T. XXXII. Q. COWPER, an. eod. p. s. *Succenturiatus,* COWPER, Myot. 1724. c. 1, Tab. I. XV. *le Pyramidal,* WINSLOW, Tr.

des muscles, §. 103. GAUTIER, Ess. d'anat. T. XII. 90. ALBINUS, H. M. L. III. c. 79. *ej.* Tab. II. XIII. fig. 7. JADELOT, plan IV. 29. BAHRDT, *der Pyramiden-Muskel*, Tab. XVI. fig. 5. Synt. T. I.

§. 91.

ATTACHES. Il commence par un tendon fort et court de la crête de l'os pubis, devant le tendon du muscle droit et plus intérieurement. De cette base large les fibres, qui deviennent de suite musculaires, montent en haut, se rétrécissent et finissent en points dans la ligne blanche. Cette terminaison est communément au milieu entre le nombril, et le pubis, quelquefois plus rapprochée de cet os, très-rarement elle s'étend jusqu'au nombril.

§. 92.

USAGES. Il tend la ligne blanche.

U S A G E S

des muscles du bas-ventre en général.

§. 93.

Les muscles larges du bas-ventre (I. II. III.) ont un point d'appui commun dans la ligne blanche (§. 88). Il est vrai que ce point est mobile, mais il devient fixe par l'action combinée des muscles des deux côtés. Lors donc que tous ces muscles se contractent, ils poussent le ventre en dedans.

L'effet qui en est produit, augmente par l'action

des muscles droits et pyramidaux, dont les derniers fixent d'avantage la ligne blanche, convertie en ligne droite par la contraction des premiers.

L'action des muscles larges seroit affoiblie un peu, par la position du muscle droit, situé entre eux et leur point de réunion, si les énervations tendineuses du droit n'y rémédioient pas. Mais liées à la gaine de ce muscle, elles sont à considérer comme autant de tendons, qui leur appartiennent.

§. 94.

La cavité du bas-ventre est diminuée dans toutes les directions par l'action des muscles du bas-ventre. Il vient d'être dit comment le diamètre de devant en arrière en est diminué.

Le diamètre transversal est diminué par la contraction des fibres musculaires des trois muscles larges, par la compression que l'oblique externe et la contraction que le transverse, produit à la partie inférieure du thorax.

La hauteur du bas-ventre est peu diminuée par l'action des deux obliques.

J'expliquerai le détail des usages, que les muscles du bas-ventre manifestent pendant la réspiration et les fonctions du bas-ventre, au traité du diaphragme. (§. 108.)

§. 95.

Lorsque les muscles du bas-ventre sont en contraction, celle des muscles du dos en devient plus considérable, par rapport à l'origine des muscles oblique interne et transverse.

Et par la connexion du ligament de poupart avec le fascia lata, (§. 64.) cette enveloppe est tendue pendant l'action des muscles du bas - ventre, ce qui fait que ces derniers coopèrent, pendant que les muscles de la cuisse agissent, c'est-à-dire, qu'ils sont aussi actifs lorsqu'on marche.

§. 96.

Par la même action, la poitrine s'approche du bassin, ou se tourne sur lui, lorsque cette dernière partie est fixe, l'homme étant debout; et réciproquement, le bassin est levé lorsque les muscles du bas-ventre ont leur point fixe aux côtes, ce qui arrive quand l'homme est conché sur le dos.

DEUXIÈME LEÇON.

LE DIAPHRAGME.

§. 97.

Préparation. Après avoir coupé les muscles du bas-ventre, il faut enlever tous les viscéres; la voute supérieure du ventre, formée par le diaphragme, paroit alors, mais couverte encore du péritoine; qui en doit donc être séparé tout-à-fait.

§. 98.

Synonymes. Septum transversum, Vesal. L. II. c. 35. p. 239. Tab. VII. *Diaphragma*, Casserius, L. IV. Tab. 13. A. — G. Spiegel, L. IV. c. 8. Bidloo, T. LII. Cowper anat. eod. Myot. 1724. c. 19. Tab. XXXIV. XXXV. Santorini Obs. anat. c. 8. §. 5. *ej.* XVII. Tab. Tab. X. Winslow, Tr. des muscles, §. 554. Albinus, H. M. L. III. c. 81. *ej.* Tab. IV. VIII. XIV. fig. 4. — 7. Jadelot, plan VI. XV. Haller, fasc. anat. I. Tab. I. Bahrdt, *Zwerchfell*, Tab. ⊙

§. 99.

Situation. Le diaphragme est un muscle très-mince, qui sépare la poitrine du bas-ventre. Il est impair, et s'étend du côté gauche au côté droit. Il a la forme d'une voute, située très-obliquement de devant en arrière, en ce que sa partie antérieure est attachée au cartilage xiphoïde, et au bord inférieur des côtes ; et comme la dernière côte est beaucoup plus basse que le cartilage qui termine le sternum, on voit combien la situation du diaphragme est oblique.

§. 100.

DIVISION. On divise le diaphragme en deux parties, la première ou supérieure est attachée aux côtes, desquelles elle porte le nom de *partie costale;* l'inférieure est couchée sur les vertèbres, et s'appelle *partie lombaire,* ou *l'appendix.* La dénomination de *grand* et *petit muscle du diaphragme,* donnée à ses deux parties, est impropre, parce qu'il n'y a point de séparation entr'elles.

§. 101.

PARTIE COSTALE. Elle est charnue à sa circonférence, et forme une vaste aponeurose au milieu.

La portion charnue s'attache par des chefs à la face interne du cartilage xiphoïde, et des six côtes inférieures de chaque côté, où ces chefs alternent avec les digitations, qui appartiennent au muscle transverse de l'abdomen. (§. 76.) Ces digitations, réunies en un plan, font la partie supérieure du muscle transverse.

Le premier chef est attaché au sternum et au

cartilage xiphoïde. Entre lui et le second, se trouve un petit intervale, auquel la pleure et le péritoine se touchent. Souvent j'ai vu manquer ce premier chef tout-à-fait. Le second chef part du cartilage de la sixième et septième côte. Le troisième de la huitième, et ainsi de suite. Après le sixième chef qui vient de la onzième côte, il y a encore un intervale, auquel la pleure et le péritoine se touchent. Le dernier chef est attaché à la douzième côte ou, à son défaut, à l'apophyse transverse de la première vertèbre lombaire; et plus souvent encore à un ligament, qui est posé entre la douzième côte et l'apophyse en question.

Tous les chefs, après avoir quitté les côtes se réunissent en un plan musculaire, qui est vouté vers la poitrine. (§. 97.)

§. 102.

Les fibres charnues du diaphragme deviennent tendineuses vers le milieu. Il en résulte une large aponeurose, appellée *plan aponeurotique ou tendon du diaphragme*, (*speculum* HELMONTII;) sa figure est irrégulière, très-peu ressemblante à une feuille de trefle, à laquelle on la compare; elle est convexe à son bord antérieur, et concave au postérieur; on pourroit dire que deux ailes, un droit et un gauche, se réunissent au milieu du diaphragme par un angle très-obtus. Les fibres qui forment ce plan, ne sont pas concentriques;

celles

celles qui partent des deux dernières côtes, sont placées sous les fibres qui viennent des côtes supérieures.

Dans l'aile droite, près de la partie moyenne du plan aponeurotique, et vers son bord postérieur, il y a une *ouverture* presque *quarrée*, (*foramen quadratum*, s. *dextrum diaphragmatis*,) par laquelle la veine cave passe du bas-ventre dans le cœur. Cette ouverture a quatre bords; le postérieur est formé par les fibres qui viennent de la huitième et neuvième côte; celles qui partent de la douzième côte, forment le bord droit; et en se courbant en avant, les mêmes fibres forment encore le bord antérieur; les fibres qui descendent du cartilage xiphoïde forment le bord gauche.

§. 103.

PARTIE LOMBAIRE. De même que les fibres charnues de la partie costale du diaphragme se convertissent en tendineuses pour former le plan aponeurotique; de même les fibres de celui-ci redeviennent charnues à son bord concave, et forment le commencement de la partie lombaire du diaphragme. Cette partie est plus petite, mais plus épaisse que la première.

Dès le commencement de la partie lombaire, il y a une *ouverture ovale* entre les fibres musculaires du côté gauche, (*foramen sinistrum superius, sphincter œsophageus diaphragmatis*), par laquelle l'œsophage et les nerfs de la huitième paire, passent de la poitrine dans le bas-ventre. Pour former cette ouverture, les fibres se croisent à ses deux extrémités.

§. 104.

La partie lombaire descend ensuite de plus en plus, et s'approche de la colonne vertébrale. Quand elle y est parvenue, elle se partage en deux *jambes*, (*crura diaphragmatis*), qui s'écartent. Cette *ouverture*, (*foramen sinistrum inferius, hiatus aorticus*) située sur la colonne vertébrale, donne passage à l'artère aorte, et au conduit thorachique.

§. 105.

En descendant sur la colonne vertébrale, les deux jambes du diaphragme se rétrécissent peu-à-peu. La droite est plus grosse que la gauche. Chacune se divise en quatre chefs, dont les internes sont appellés les premiers ; tous les chefs finissent par un tendon. Entre le premier et le second chef de chaque jambe, passent les nerfs splanchniques de la poitrine au bas-ventre. Les premiers chefs sont les plus forts, ils s'attachent par leur tendon au milieu du corps de la seconde et de la troisième vertèbre des lombes. Les seconds chefs se fixent latéralement aux mêmes os ; quelquefois ils manquent. Les troisièmes chefs s'attachent au côté du bord supérieur du corps de la dernière vertèbre du dos, ou de la première des lombes. Les quatrièmes finissent aux apophyses transverses de la dernière vertêbre du dos, ou de la première des lombes.

§. 105.

USAGES. Lorsque le diaphragme se contracte, la voute qu'il forme, s'applatit, parceque toutes les attaches de ce muscle, costales et lombaires, sont plus basses que la voute. Le muscle descend donc dans le bas-ventre, et en diminue la longueur, et par la même raison la cavité de la poitrine est allongée.

Réciproquement, le diaphragme monte, quand il se relâche, alors les cavités de la poitrine et du bas-ventre reprennent leur volume naturel.

Parmi les canaux qui passent par le diaphragme, il n'y a que l'œsophage qui soit serré par la contraction de ce muscle, la veine cave et l'artère aorte ne paroissent pas en être affecté, celle-là en est garantie par son trou tendineux, et celle-ci par l'écartement des jambes du diaphragme.

U S A G E S

des muscles du bas-ventre et du diaphragme.

§. 107.

Les muscles du bas-ventre, (1e. leçon) et le diaphragme, ont un rapport constant pendant leur action. Je l'examinerai d'abord dans l'éta parfaitement naturel, et puis dans les états violents, et plus ou moins contre nature. Les effets

E 2

produits par cette action, se manifestent dans la respiration, et dans les fonctions des viscères du bas-ventre.

§. 108.

Ce qu'on appelle respiration, est composé de deux parties, de l'inspiration et de l'expiration. Pendant la première, l'air entre dans les poumons, le diaphragme se contracte, il descend dans le bas-ventre, et pousse les viscères en bas et en avant; dans le même moment, les muscles du bas-ventre sont relachés, et poussés en avant aussi; c'est-là la cause pour laquelle le ventre sort dans l'inspiration. Après cela, les muscles du bas-ventre se contractent, et poussent les viscères en arrière et en haut, le diaphragme se relache et se porte dans la poitrine; les poumons en sont comprimés, et expulsent l'air; l'expiration est faite. Il y a donc un mouvement alternatif pendant la respiration entre le diaphragme et les muscles du bas-ventre, de sorte que les uns se contractent tandis que l'autre est relaché, et réciproquement; et ce mouvement est continuel, parce que la respiration ne cesse jamais.

§. 109.

De ce mouvement reciproque il résulte encore un grand avantage pour les viscères du bas-ventre; il en facilite les fonctions, et favorise la circulation du sang, et la sécretion des humeurs, dans ces parties, dont les vaisseaux très-multipliés et tortueux sont beaucoup disposés à l'inertie, qui occasionne des actions imparfaites, et la stagnation des humeurs.

§. 110.

Il y a des circonstances dans lesquelles les muscles du bas-ventre et le diaphragme se contractent en même tems, soit pour une espèce particulière de respiration, soit pour quelque fonction déterminée du ventre. Cette action est toujours violente, quoiqu'occasionnée quelquefois par des fonctions très-naturelles.

En ce cas l'inspiration est maintenue plus long-temps, et l'expiration se fait lentement et partiellement; c'est ce qui est exécuté en criant, chantant ou en jouant d'un instrument à vent.

Par la même action, les viscères du bas-ventre sont fortement comprimés, ce qui est nécessaire pour en expulser le contenu; ainsi nous l'employons en rendant les urines, et les matières fécales, et les femmes en usent violemmentpendant les douleurs de l'enfantement.

TROISIÈME LEÇON.

LES MUSCLES SUPERFICIELS DE LA POITRINE ET DU COU.

§. 111.

PRÉPARATION. Continuez l'incision longitudinale de la peau du bas - ventre, jusqu'à la partie supérieure du sternum, et faites une incision transversale le long de la clavicule; en détachant ensuite la peau, les muscles de la poitrine se présentent.

Ceux-ci étant achevés, incisez la peau du cou, en commençant par le manubrium du sternum jusqu'au menton, et puis sur le côté du cou, entre l'extrémité postérieure de la clavicule et l'oreille, pour renverser la peau vers le visage à mesure qu'on la détache.

§..112.

NOMBRE. Tous les muscles de cette leçon sont pairs, excepté le mylo-hyoïdien. Il y en a trois à la partie antérieure de la poitrine.

1. Le grand pectoral. §. 114.
2. Le petit pectoral. §. 117.
3. Le souclavier. §. 121.

Deux muscles sont situés sous la peau du cou.

4. Le peaucier , §. 124.

5. Le sterno-cléido-mastoïdien. §. 128.

Les autres muscles situés au cou sous les pré-cédents , appartiennent à l'os hyoïde , (*musculi ossis hyoidis,*) et pourroient être expliqués sous ce rapport avec les muscles de la langue ; mais puisque ces muscles agissent aussi pendant les mouvemens de la machoire inférieure , ils trou-vent leur place ici.

6. Le digastrique, §. 137.

7. Le stylohyoïdien , §. 145.

8. Le mylohyoïdien, §. 149.

9. Le geniohyoïdien , §. 154.

10. L'omohyoïdien , §. 158.

11. Le sternohyoïdien, §. 163.

12. Le hyothyroïdien, §. 167.

13. Le sterno-thyroïdien , §. 170.

I. LE GRAND PECTORAL.

§. 113.

SYNONYMES. *Primus brachium moventium,* VÉSAL. de C. H. F. L. II. c. 23. p. 215 . Tab. I. L. *Pectoralis,* EUSTACHIUS, Tab. XXXV. y. *Adducens humerum* s. *pectoralis,* CASSERIUS, Lib. IV. Tab. XV. B, SPIEGEL , de C. H. Fabr. L. IV. c. 15. p. 117. RIOLAN: Anthrop. L. V. c. 24. BIDLOO T. XX. H. COWPER anat. eod. ; Myot. 1724. c. 25. Tab. I. 47. *Le grand pectoral ,* WINSLOW, Tr. des muscles, §. 185. GAUTIER T. X. 81. *Pectoralis,*

ALBINUS H. M. L. III. c. 71. EJ. Tab. M. I.
XVIII. fig 4. 5. CAMPER Dem. an. path. L. I.
p. 2. T. II. f. 1. B. *Le grand pectoral*, JADELOT
Plan. III. 24. *der Brustmuskel.*, BAHRDT Tab. II.
4. Synt. T. I.

§. 114.

ATTACHES. On le divise en deux *portions*,
une *supérieure* plus petite, et une *inférieure*, plus
grande.

La *portion* supérieure est appellée *claviculaire*,
parce qu'elle prend son origine de la face supérieure et du bord antérieur de la moitié sternale
de la clavicule. Cette origine se fait par des fibres
très-peu tendineuses, qui sont converties bientôt
en charnues, et forment un muscle epais et large
au commencement, qui se rétrécit en descendant
de la poitrine vers le bras; son bord extérieur
touche le muscle deltoïde. Quand le muscle s'approche du bras, il se change en un large tendon,
qui s'unit au tendon de la portion suivante, en
se plaçant devant et sur lui.

§. 115.

La *portion thorachique* ou l'inférieure naît de la
face antérieure du manubrium sterni, du corps de
cet os vers son bord latéral, et de la cinquième et
sixième côte, par des fibres tendineuses et minces,
qui s'étendent au muscle pectoral de l'autre côté.
La partie la plus basse du muscle est couverte
d'une légère aponeurose, qui communique avec

le muscle oblique externe du bas-ventre; quelquefois il y a des faisceaux charnus entre ces deux muscles. (§. 60.)

Les fibres qui partent de cette circonférence, marchent vers le bras en forme de rayons, de manière que les supérieures descendent, les moyennes se dirigent parallèlement, et les inférieures montent. Le bord supérieur du muscle, est attaché à la portion claviculaire, mais l'inférieur est libre et tourné en arrière.

Approché du bras, ce muscle forme un large tendon, qui fait angle avec le précédent tendon se porte sous, et derrière lui, et finit par s'y unir.

Le tendon, formé des deux portions, s'attache au bras, comme on verra plus bas. (§. 533.)

§. 116.

USAGES. Le pectoral approche le bras de la poitrine dans une direction horizontale, quand le muscle entier se contracte ; il lève le bras en même tems quand la portion supérieure du muscle agit de préférence,

Quand le bras est appuyé sur le coude, le muscle pectoral se contracte vers cette extrémité, lève les côtes, et dilate la poitrine. Les côtes étant ainsi retenues, les muscles du bas-ventre acquièrent plus de force, lorsqu'ils se contractent en même temps.

Voilà pourquoi les asthmatiques, les femmes

en travail, les personnes attaquées d'un tenesme
etc. fixent leur coude, ou serrent un objet quel-
conque avec les mains.

II. LE PETIT PECTORAL.

§. 117.

PRÉPARATION. On sépare le grand pectoral
en commençant par son bord intérieur, et en
disséquant du bras vers le sternum ; il restera
attaché au bras par son tendon.

§. 118.

*SYNONYMES. Musculus , qui scapulam antrorsum
agit.* VÉSAL. de C. H. F. L. II. c. 23. p. 216. T. V. Γ
Primus scapulam moventium , ib. c. 26. p. 223.
Serratus anticus , EUSTACHIUS , T. XXXV. x.
Quartus scapulæ musculus abducens, CASSERIUS ,
L. IV. Tab. 15. A. *Serratus minor,* SPIEGEL , de
C. H. Fabr. L. IV. c. 13. p. 117. *Serratus minor
anticus,* RIOLAN, Anthrop. L. V. c. 23. BIDLOO,
T. XX. K. COWPER, anat. eod.; Myot. 1724. c. 19.
Tab. 2. 5. 32. *Le petit pectoral,* WINSLOW , Tr.
des muscles, §. 156. GAUTIER, Tab. X. 82. *Ser-
ratus anticus,* ALBINUS, H. M. L. III. c. 72. *ej.*
Tab. M. II. v. XVII. fig. 22. CAMPER, Dem. an.
path. L. I. p. 3· T. I. fig. 2. D. G. *Le petit pectoral,* JADELOT, plan IV. 21. *der vordere Sägemuskel,* BAHRDT, T. I. 7. Synt. T. I.

§. 119.

ATTACHES. Il commence au bord antérieur

de l'apophyse coracoïde de l'omoplate, par un tendon fort et court.

Le tendon se convertit bientôt en un muscle plat, qui s'épanouit sur les côtes, et s'y termine par des digitations. La première s'attache au bord supérieur de l'extrémité antérieure de la seconde côte. Les secondes et troisièmes digitations s'attachent au bord supérieur du corps de la troisième et de la quatrième côte. Quelquefois la première digitation s'attache à la troisième, et la dernière à la cinquième côte.

§. 120.

USAGES. Il tire l'omoplate en avant et en bas.

Et lorsque l'omoplate est fixée, il contribue un peu à l'élévation des côtes.

III. LE SOUCLAVIER.

§. 121.

SYNONYMES. Primus, in altero latere thoracem moventium, VÉSAL. de C. H. F. L. II. c. 35. p. 236. T. IV. d. *Subclavius,* EUSTACHIUS T. XXXV. u. CASSERIUS, L. IV. Tab. 18. F. SPIEGEL de C. H. Fabr. L. IV. c. 9. RIOLAN, Anthrop. L. V. c. 31. BIDLOO, T. XX. A. COWPER, anat. eod.; Myot. 1724. c. 19. Tab. 2. 5. 33. *Le souclavier,* WINSLOW, Tr. des muscl. §. 170. GAUTIER, Ess. d'an. T. XI. 87. *Subclavius,* ALBINUS, H. M. L. III. c. 73. *ej.* Tab. M. II. 6. XVII. fig. 20. CAMPER Dem. an. path. L. I. p. 3. T. I. fig. 2. A. B. C.

Le souclavier, JADELOT, plan IV. 20. *der Unter-schlüsselbeinmuskel*, BAHRDT, T. II. Synt. T. I.

§. 122.

ATTACHES Il est situé entre la clavicule et la première côte.

Il s'attache à la moitié scapulaire de la surface inférieure de la clavicule, par des fibres tendineuses très-courtes, qui deviennent charnues, et se portent en avant dans une direction presqu'horizontale, en formant un petit corps épais. Ce corps se termine en un tendon rond, qui se fixe à l'extrémité antérieure de la première côte, près de son cartilage.

La partie charnue du muscle est quelquefois tout-à-fait attachée à la clavicule.

§. 123.

USAGES. Ce muscle n'a pas beaucoup d'action, par rapport au peu de mobilité, qui existe entre la clavicule et la première côte.

Ce qu'il a, c'est d'approcher la clavicule aux côtes, et par-là, tant soit peu, l'omoplate en avant et en bas.

Je ne peux guères concevoir, qu'il soit en état de soulever la première côte, l'humerus étant fixé.

IV. LE PEAUCIER.

§. 124.

PRÉPARATION. Elle est faite après avoir exécuté, ce qui a été dit. (§. 111.) J'observerai cependant, qu'il faut employer beaucoup de précaution en levant la peau, parce que ce muscle est mince, et souvent très - pâle.

§. 125.

SYNONYMES. Musculus, carnosa constans membrana, et præcipuus buccarum, labiorumque et anterioris colli cutis motuum dux. Alterius lateris primus musculus, vel simul omnium primus et secundus. VESAL. L. II. c. 13. p. 198. Tab. III. Γ. *Latissimus colli*, EUSTACHIUS, T. XXX. u. *Musculus auriculæ et utrique labro communis*, CASSERIUS, *de auditu L. I. c. 5. Detrahens, quadratus, buccarum, labiorumque communis*, SPIEGEL, de C. H. Fabr. L. IV. c. 5. *Latus, myôdes platysma*, FALOPP. Obs. an. p. 709. RIOLAN. Anthrop. L. V. c. 15. *Quadratus genæ, or Q. colli, by some call'd Tetragonus, and by Galen, platysma myoides*, COWPER, myot. 1724. c. 7. Tab. 1. 21. *Le peaucier*, WINSLOW, Tr. de la tête, §. 570. GAUTIER, Tab. I. 16. *Latissimus colli*, ALBINUS, H. M. L. III. c. 35. ej. Tab. M. I. ♌ XI, fig. 16. *Le peaucier*, JADELOT, plan III. 22. *der breiteste Halsmuskel*, BAHRDT, Tab. ♀ 5. Synt. T. ☾ 1.

§. 126.

ATTACHES. Il commence insensiblement à la partie supérieure et externe de la poitrine, par des fibres isolées qui naissent dans la peau. Ces fibres forment ensuite un plan musculeux très-mince, qui passe sur la clavicule, et monte obliquement le long du cou ; delà il se porte par le bord de la machoire inférieure à la face, et s'y perd peu-à-peu dans la peau. Les muscles des deux côtés sont éloignés l'un de l'autre à la poitrine, et se touchent au menton ; il y a donc un espace triangulaire entre eux. Quand il est parvenu à la face, il y forme différentes productions, dont il sera parlé plus bas. (§. 269. 242.)

§. 127.

USAGES. Il tend la peau du cou, ce qu'on observe devant le miroir, en levant fortement la tête.

Il comprime très-peu la glande maxillaire. Mais il contribue évidement à l'abaissement de la machoire inférieure.

V. LE STERNO-CLEIDO-MASTOIDIEN.

§. 128.

PRÉPARATION. Levez le peaucier en le détachant de la poitrine, et en le répliant sur la fâce, à laquelle il doit rester attaché.

.. 129.

SYNONYMES. Musculi, e pectoris osse et clavicula in caput inserti, VESAL.. de C. H. F. L. II. c. 28. p. 228. Tab. IV. ⊖ X. Y. *Septimum musculorum par*, EU-STACHIUS de motu capitis, p. 231. et T. XXXV. s. t. *Mastoideus*, CASSERIUS, L. IV. T. I. K. SPIEGEL, de C. H. F. L. IV. c. 7. RIOLAN, anthrop.

L. V. c. 21. BIDLOO, T. XV. f. 2. H. COWPER,
anat. eod.; Myot. 1724. c. 22. Tab. V. XLIIL
Le sternomastoïdien, ou *mastoïdien antérieur*,
WINSLOW, Tr. des muscles, §. 607. GAUTIER,
T. II. 28. *Sterno-mastoïdeus et cleido-mastoïdeus*,
ALBINUS, H. M. L. III. c. 36 et 37. *ej.* Tab. M.
II. XVI. fig. 25. et 26. *Le sterno-cleïdo-
mastoïdien*, JADELOT, plan III. 20. IV. 17.
der Brustschlüsselbein-Warzen-muskel, BAHRDT,
T. XVIII. I. II. Synt. T. I.

§. 130.

ATTACHES. Il prend son origine à la partie
postérieure de la tête, de la surface extérieure de
l'apophyse mastoïdienne et de l'arcade occipitale
supérieure par un tendon large, ou plutôt par
une forte aponeurose.

§. 131.

Le tendon descend obliquement de dernière
en devant, et se change en un muscle épais, qui
se divise en deux parties, l'une externe et l'autre
interne en s'avançant sur le cou. Cette division
se fait communément au milieu du cou, quelquefois tout-à-fait en bas. Je n'ai jamais vu qu'elle
se fît dès l'origine du muscle.

§. 132.

La partie ou le chef externe est postérieur, il
descend dans une direction presque perpendicu-

laire vers le bord supérieur du corps de la clavicule, auquel il s'attache par un tendon court,
on l'appelle *claviculaire*. C'est le muscle *cleïdo-
mastoïdeus* d'ALBINUS.

§. 133.

La partie ou le chef interne et antérieur, est
appellé *sternal*, il se porte dans une direction
très-oblique au manubrium sterni, et s'y attache
par un tendon plus long que le précédent entre
les échancrures claviculaire et moyenne du sternum. Les fibres du tendon s'avancent sur l'os,
et se croisent avec celles du muscle de l'autre
côté. Cette partie est le muscle *sterno-mastoïdeus*
d'ALBINUS.

§. 134.

USAGES. Les deux muscles sterno-cleïdo-
mastoïdens, portent la tête en avant quand ils se
contractent. Par cette action, la tête n'est pas
baissée, mais le menton, au lieu de s'approcher
du cou, en est plutôt éloigné.

§. 135.

Quand la tête est fixée, les muscles sterno-
cleïdo-mastoïdiens tirent la poitrine en haut. Pour
obtenir cet effet, la tête est jettée en arrière dans
les respirations laborieuses, ce qui excite d'avantage la force de ces muscles.

§. 136.

§. 136.

Un muscle seul, incline la tête vers l'épaule du même côté, et il tourne la tête en même temps, ce qui fait que la face regarde le côté opposé.

VI. LE DIGASTRIQUE.

§. 137.

PRÉPARATION. On en voit déjà la majeure partie depuis que le peaucier est levé ; il paroît tout-à-fait en coupant les attaches inférieures du sterno - cléïdo - mastoïdien, et en le repliant en haut.

§. 138.

SYNONYMES. Alterius lateris, maxillam movetium quartus, aut omnium 7. et 8. VÉSAL. de C. H. F. L. II. c. 15. p. 204. Tab. V. H. I. *Biventer maxillæ,* EUSTACHIUS, T. XXXII. r. XXXV. m. n. *Quartus maxillæ M. os et maxillam aperit,* COLUMB. L. V. c. 11. ARANT. Obs. anat. c. 27. *Biventer, deprimens maxillam,* CASSERIUS, L. IV. Tab. 2. fig. 1. B. *Par biventre, s. graphioides,* SPIEGEL, L. V. c. 5. *Digastricus,* RIOLAN, Anthrop. L. V. c. 15. BIDLOO, Tab. XV. fig. 1. A. B. C. COWPER, anat. eod. Myot. 1724 c. 18. Tab. XXIII, XXXI. *Le digastrique,* WINSLOW, Tr. des muscles, §. 749. GAUTIER, Tab. II. 27 *Biventer maxillæ inferioris,* ALBINUS, L. III. c. 42. ej. Tab. M. X. fig. 1. g. i. h. XII. fig. 18. et 19.

COURCELLES, M. cap. p. 61. Tab. III. K. *Le.
digastrique*, JADELOT, plan IX. fig. 8. 11. 14. *der
zweybäuchige Muskel des Unterkiefers*, BAHRDT, T.
XVII. 7. 8. Synt. T. I. II. LODER, T. XXVII. 15.
XXXI. fig. 1.

§. 139.

ATTACHES. Ce muscle forme un angle obtus
entre la tête, l'os hyoïde et la machoire inférieure;
il provient par son *ventre postérieur* de l'échancrure mastoïdienne, dans laquelle il commence
par un corps épais et charnu. Delà il descend en
avant, diminue en manière de cone, et finit par
un tendon cylindrique.

§. 140.

Ce tendon passe par le muscle stylohyoïdien,
(§. 146.) et s'approche de l'os hyoïde, sans y
parvenir cependant. Mais il part une aponeurose
de l'extrémité du corps de l'os hyoïde, qui se
porte sur le tendon, et le tourne pour regagner
l'os, en sorte que le tendon s'y meut, comme
dans une anse, ou une poulie. Dans son passage par l'anse, le tendon est enveloppé par une
gaine muqueuse.

Cette aponeurose, appellée *ligamentum musculi
digastrici*, s'étend quelquefois d'un côté à l'autre.

Il y a d'ailleurs beaucoup de variété dans la
formation de cette aponeurose; très-souvent elle
ne forme point d'anse autour du tendon, mais
elle s'attache à lui; ce qui fait que dans ce cas

(a) LODER, Tab. XLVII. fig. 2.

le tendon est véritablement attaché à l'os, moyennant l'aponeurose.

§. 141.

Après que le tendon a franchi l'anse, il prend une autre direction, et marche au menton. Bientôt il devient musculeux pour la seconde fois, et forme le *ventre antérieur* du muscle, qui s'épaissit jusqu'à son attache, au bord inférieur de la machoire inférieure, près de sa symphyse.

J'ai vu, mais rarement, un *troisième ventre* du digastrique, situé à l'intérieur du second ventre; il touchoit son pareil de l'autre côté. Dans d'autres cadavres l'aponeurose, qui retient le tendon à l'os hyoïde, étoit forte, et remplissoit tout le vuide, posé entre les ventres antérieurs de deux côtés.

§. 142.

USAGES. La figure angulaire de ce muscle, a beaucoup embarrassé les anatomistes, quand ils vouloient en déterminer l'action. Le principal effet, qui lui a été attribué par MONRO le pere (a). de rélever l'os hyoïde pendant la déglutition, et de presser la racine de la langue contre le voile du palais, a été tout-à-fait rejeté par ALBINUS (b), en ce qu'il fit connoître, que l'os hyoïde peut parfaitement, être levé, pendant que la bouche est

____

(b) *Ess. et obs. de médecine de la s. d'Edinbourg.* T. I. p. 163. 174.

(c) *Ann. acad.* L. VII. c. 1. p. 30.

ouverte, et que les deux ventres du digastrique sont déjà étendus en ligne droite ; d'où il suit, que l'élévation de l'os hyoïde ne peut pas être effectuée par le digastrique.

§. 143.

ALBINUS prouve (c) dans le mémoire que je viens de citer, que la véritable action des deux digastriques consiste dans l'ouverture de la bouche. L'échancrure mastoïdienne, étant beaucoup plus fixe que la machoire inférieure, celle-ci doit céder donc la bouche s'ouvrir, lorsque les deux ventres du digastrique se contractent. Alors l'angle qu'ils font entre eux, devient de plus en plus obtus, et se perd enfin dans la ligne droite ; les deux ventres sont en effet étendus dans cette ligne, lors de la plus forte action du muscle.

Mais le digastrique ouvre encore la bouche, lorsque la machoire inférieure, arrêtée à dessein, est immobile ; en ce cas le muscle élève la machoire supérieure sur l'inférieure. On peut s'en convaincre, en appuyant fortement le menton sur un pivot, et en ouvrant la bouche ; on sent alors la tête s'incliner en arrière, même avec une sensation désagréable.

On peut s'assurer que la machoire supérieure se lève un peu autant de fois qu'on ouvre la bouche, en tendant un fil horizontalement à la

_____

(d) p. 14.

hauteur de la bouche clôse. Quand ensuite on l'ouvre, on observe que la machoire inférieure s'éloigne de beaucoup du fil, et la supérieure un peu.

§. 144.

La glande maxillaire, située entre le digastrique et le mylo-hyoïdien, est comprimée par l'action du digastrique; l'expulsion de la salive est donc effectuée par l'action de ce muscle.

VII. Le Stylo-hyoïdien.

§. 145.

SYNONYMES. Tertium par propriorum ossi y referenti, Vesal. de C. H. F. L. II. c. 17. p. 205, Tab. IV. Q. Arant. Obs. anat. c. 26. *Stylohyoïdeus*, Eustachius, T. XXXII. s. XLI. i. *Stylo ceratohyoïdeus*, Casserius, L. IV. fig. 1. F. et Pentaisthes. L. II. s. I. c. 8. où il est appellé *tertium par.* Spiegel, de C. H. F. L. II. c. 6. *Styloceratoïdes*, Riolan. Anthrop. L. V. c. 16. *Stylohyoïdeus*, Cowper, Myot. 1724. c. 13. Tab. XXIII. XXVII. Santorini, Obs. anat. c. 4. §. 20. *Le stylohyoïdien*, Winslow, Tr. des muscles, §. 763. Gautier, T. III. 33. *Stylohyoïdeus*, Albinus, H. M. L. III. c. 43. 44. *ej.* Tab. X. fig. 1. e. f. XI. fig. 37. Courcelles, M. cap. p. 63. Tab. III. I. Jadelot, Tab. XI. fig. VIII. 15. *der Griffelzungenbein-Muskel*, Bahrdt, Tab. h. fig. 3. Synt. T. C fig. 2. Loder, Tab. XXXII. fig. 27.

§. 146.

ATTACHES. Ce muscle situé au bord supérieur du ventre postérieur du digastrique, commence à l'apophyse styloïdienne, par un tendon grêle.

Devenu peu après musculeux, il s'approche de l'os hyoïde. Chemin faisant il se fend en deux chefs, entre lesquels passe le tendon du digastrique. (§. 140.)

Après que les chefs se sont derechef réunis, le muscle redevient tendineux, et s'attache à l'extrémité du corps de l'os hyoïde, près de sa grande corne.

§. 147.

J'ai vu manquer le stylo-hyoïdien des deux côtés.

J'en ai vu deux quelquefois du même côté, (*stylohyoïdeus alter*, remarqué par plusieurs auteurs); le second est semblable au premier, mais plus petit.

Quelquefois le stylohyoïdien ne se fend pas, mais passe tout entier sous le tendon du digastrique.

§. 148.

USAGES. Il lève l'os hyoïde; un seul le tire de côté, les deux muscles agissant ensemble, le tirent directement en haut.

VII. LE MYLO-HYOÏDIEN.

§. 149.

PRÉPARATION. Il faut couper le ventre anté-

rieur du digastrique de la machoire inférieure.
Le mylo-hyoïdien est un muscle impair, qui remplit
le vuide de la machoire inférieure sous le menton.

$. 150.

*SYNONYMES. Secundum par proprirum ossi yrefe
renti,* VESAL. de C.H.F. L. II. c. 17. p. 205. T. I. B. IV.
R.. ARANT. Obs. an. c. 26. *Mylohyoïdeus,* EUSTA-
CHIUS, Tab. XXXV. k. XLI. fig. 5. a. *Geniohyoï-
deus,* CASSERIUS, L. IV. T. 12. fig. 1. E. SPIE-
GEL, de C. II. F. L. II. c. 6. *Milohyoïdeus,*
RIOLAN. Anthrop. L. V. c. 16. *Geniohyoïdeus,* BID-
LOO, T. XV. fig. 1. F. *Mylohyoïdeus,* COWPER,
an. eod. Myot. 1724. c. 13. Tab. XXIII. XXVII.
SANTORINI, Obs. an. c. VI. §. 19. *Le mylohyoï-
dien,* WINSLOW, Tr. des muscles. §. 755. GAU-
TIER, T. III. 31. *Mylohyoïdeus,* ALBINUS, H. M.
L. III. c. 47. *ej.* Tab. M. X. fig. 1. d. XI. fig.
38. COURCELLES, M. cap. p. 65. Tab. III. L.
JADELOT, Tab XI. fig. VIII. XII. fig. 1. 2. *der
Mahlzungenbein-Muskel,* BAHRDT, Tab. h. fig. 2.
Synt. T. ℂ. fig. 2. LODER, Tab. XXXII. fig. 29.

§. 151.

ATTACHES. Il forme un plan musculeux et mince
qui naît de la ligne saillante et oblique de la surface interne de la machoire inférieure, par des
fibres charnues, à peine tendineuse au commencement.

Les fibres provenans des deux côtés, descendent du dehors en dedans.

Celles qui font la partie extérieure du muscle, gagnent le bord supérieur du corps de l'os hyoïde.

Les fibres qui naissent plus près de la symphyse, ne parviennent plus à l'os, mais elles rencontrent les fibres pareilles du côté opposé. Il se forme de là une ligne mitoyenne, qui est en même temps tendineuse, située entre la symphyse interne de la machoire inférieure et le milieu de l'os hyoïde; par cette ligne le muscle est partagé en deux portions égales.

§. 152.

USAGES. Il tire la machoire inférieure en bas, ou l'os hyoïde en haut, à mesure que l'un de ces os est fixé.

§. 153.

Il comprime la glande maxillaire, et en expulse la salive.

IX. LE GENIO-HYOIDIEN.

§. 154.

PRÉPARATION. Séparez le mylo-hyoïdien de son attache à la machoire inférieure, et repliez le vers l'os hyoïde.

§. 155.

SYNONYMES. Quintum par ossis hyoidis, FALLOP. Obs. an. p. 713. ARANT. Obs. anat. c. 26. EUSTACHIUS Tab. XLI. fig. 5. 6. *Primum par ossis hyoïdis,* CASSERIUS, Pentaist. L. II. S. I. c. 8.

Tab. I. fig. 1. F. RIOLAN Anthrop. L. V. c. 16.
Anthereo-hyoideus, BIDLOO T. XV, F. *Genio-
hyoideus*, COWPER anat. eod.; Myot. 1724. c. 13.
Tab. XXIV. XXVII. *Le geniohoïdien*, WINSLOW,
Tr. des muscles, §. 760. GAUTIER, T. III. 32. *Geniohyoïdeus*, ALBINUS, H. M. L. III. c. 48. ej. Tab.
M. X. fig. 2. n. s. XI. fig. 36. COURCELLES, M.
cap. p. 67. Tab. V. B. JADELOT, Tab. XII. fig.
1. s. *der Kinnzungenbein-Muskel*. BAHRDT, Tab.
h. fig. 4. Synt. T. *. fig. 2. LODER, Tab. XXXII.
fig. 30.

§. 156.

ATTACHES. Il commence par un tendon court
à l'épine interne de la machoire inférieure. Le
muscle formé descend, il augmente en largeur
et en épaisseur, et s'attache à la moitié du bord
supérieur du corps de l'os hyoïde; les fibres deviennent tant soit peu tendineuses, en s'insinuant
à l'os. Les deux géniohyoïdiens occupent le
bord entier.

§. 157.

USAGES. Comme §. 155.

X. L'OMO - HYOIDIEN.

§. 158.

SYNONYMES. Quartum par, propriorum ossi y referenti. VESAL. de C. H. F. L. II. c. 17. p. 206. Tab. IV. v.
Tab. V. S. R. ARANT. Obs. an. c. 26. *Coracohyoideus*

EUSTACHIUS , T. XXXIII. Z. XLI. fig. 5. 1. CAS-
SERIUS, L. IV. Tab. 1. fig. 4. L. et Pentaisthes.
L. II. S. 1. c. 8. où il l'appelle *Quartum par*. SPIE-
GEL, de C. H. F. L. V. c. 6. RIOLAN. Anthrop.
L. V. c. 16. BIDLOO, T. XV. fig. 2. C. COWPER,
anat. eod. ; Myot. 1724. c. 13. Tab. XXII. XXVII.
L'omoplat-hyoïdien, ou *omo-hyoïdien*, communé-
ment *coraco-hyoïdien*, WINSLOW, Tr. des mus-
cles, §. 756. GAUTIER, T. III. 35. *Coraco-hyoi-*
deus, ALBINUS, H. M. L. III. c. 38. *ej*. Tab. M.
II. XI. fig. 35. JADELOT, T. IV. 15. *der*
Rabenzungenbein-Muskel, BAHRDT, Tab. h. fig.
1. Synt Tab. ℂ fig. 1. LODER, Tab. XXXII. fig. 31.

§. 159.

ATTACHES. Il commence par un tendon mince
et court du bord supérieur de l'omoplate, entre
la racine de l'apophyse coracoïde et l'échancrure.
Delà il monte obliquement par le cou, vers l'os
hyoïde.

§. 160.

Environ au milieu de sa longueur, il passe
sous le muscle sterno-cleïdo-mastoïdien, et le
croise; il croise aussi l'artére coratide et la veine
jugulaire, placée sous lui, et se convertit en cet
endroit en un tendon rond dans le corps des
adultes. Ce tendon n'existe pas chez les enfans.
Quelquefois on observe une membrane, qui se
porte du tendon sur la glande thyroïdienne.

§. 161.

Le tendon redevient charnu, lorsqu'il a passé les parties nommées. Le muscle continue son chemin dans une direction moins oblique, vers l'os hyoïde, au bord inférieur duquel il s'attache à côté du sterno-hyoïdien, près de la grande corne.

Le muscle est donc aussi en quelque manière digastrique.

§. 162.

USAGES. Il tire l'os hyoïde en bas, obliquement, si un seul agit, perpendiculairement, lorsque les deux agissent ensemble.

XI. LE STERNO-HYOIDIEN.

§. 163.

SYNONYMES. Primum par propriorum ossi y referenti, VESAL. de C. H. F. L. II. c. 17. p. 205. Tab. I. C. IV. S. ARANT. Obs. an. c. 26. *Sternohyoideus,* EUSTACHIUS, T. XXXIII. c. XLI. fig. 5. m. CASSERIUS, L. IV. Tab. II. fig. 1. G. et Pentaisth. L. II. S. 1. c. 8. où il l'appelle *secundum par.* SPIEGEL de C. H. F. L. V. c. 6. RIOLAN, Anthrop. L. V. c. 15. BIDLOO, T. XV. fig. 1. H. COWPER, an. eod.; Myot. 1724. c. 13. Tab. XXII. XXIII. XXVII. 44. *Le sterno-hyoïdien,* ou *sterno-cléidohyoïdien,* WINSLOW, Tr. des muscles, §. 771. GAUTIER, T. III. 34. *Sternohyoideus,* ALBINUS, H. M. L. III. c. 39. *ej.* Tab. M. II. *g. d.* XI. fig.

39. JADELOT, Tab. IV. 16, *der Brustbein - Zungerbei.. Muskel*, BAHRDT, Tab. h. fig. 5. Tab. C. fig. 1. LODER, Tab. XXVI. 30. XXXII. fig. 32.

§. 164.

ATTACHES. Il commence tout charnu de la moitié du bord inférieur du corps de l'os hyoïde, à côté de l'omo-hyoïdien; descend par dessus le larynx à côté de la trachée artère; et se termine à la surface postérieure du manubrium sterni, tout près du cartilage de la première côte.

Le muscle est mince dans toute sa longueur, et devient un peu plus large en descendant.

§. 165.

J'ai vu une fois le muscle du côté gauche divisé dans toute sa longueur.

Dans un autre cas, la moitié supérieure du muscle étoit unie au muscle omo-hyoïdien. Sa moitié inférieure se divisoit en deux parties, dont l'extérieure alloit à côté de l'omo-hyoïdien à la surface postérieure de la clavicule; la partie intérieure se portoit au sternum. Le milieu de ce muscle étoit marqué par une énervation tendineuse.

§. 166.

USAGES. Il tire l'os hyoïde en bas.

XII. LE HYO-THYROIDIEN.

§. 167.

SYNONYMES. Communium laryngi primus et

secundus, VESAL. de C. H. F. L. II. c. 21. p. 213. Tab.
V. O. capitis 21, figura 1. et 2. F. *Hyothyreoideus*,
EUSTACHIUS, Tab. XLI. fig. 50. f. 12 E. *Hyo-
thyroides*, CASSERIUS, L. IV. T. II. fig. 1. M. de
larynge, L. I. c. 4. T. I. f. 1. H. SPIEGEL, de
C H. F. L. V. c. 6. *Hyrothyoïdeus*, RIOLAN. An-
throp. L. V. c. 18. COWPER, Myot. 1724. c. 17.
Tab. XXIV. XXVIII. fig. 3. XXX. fig. 1. n. 60.
SANTORINI Obs. an. c. VI. §. 7. *Le hyo-thyroïdien*,
WINSLOW, Tr. de la tête. §. 447. GAUTIER,
T. III. *Hyothyreoïdeus*, ALBINUS, H. M. L. III.
c. 41. *ej.* Tab. M. III. X. f. 1. q. XI. fig. 45.
JADELOT, Tab. V. 10. *der Zungenbein -Schildmus-
kel*, BAHRDT, Tab. ♂ fig. 2. Synt. T. ☾ f.g. 1.
LODER, Tab. XXVII. 21.

§. 168.

ATTACHES. Il prend son origine derrière les
deux precédens, et va plus à l'extérieur du bord
inférieur du corps, et de la grande corne de l'os
hyoïde , il descend par dessus le larynx, et se
termine à la ligne oblique, placée au bas du
cartilage thyroïdien.

§. 169.

USAGES. Il approche l'os hyoïde et le larynx,
l'un de l'autre.

XIII. LE STERNO-THYROÏDIEN.

§. 170.

*SYNONYMES. Communium laryngi musculorum ter-
tius et quartus.* VESAL. de C. H. F. L. II. c. 21. p. 213. T.

V. P. capitis 21. figura 1. 2. G. *Sterno-thyreoïdeus*, EUSTACHIUS, T. XXXIII. 6. XLI. fig. 12. G. CASSERIUS, L. IV. T. II. fig. 1. N. de larynge L. I. c. 4. T. I. f. 1. K. *Bronchius*, s. *Sterno-thyroïdeus*, SPIEGEL, de C. H. F. L. V. c. 6. *Bronchius*, RIOLAN, Anthroph. L. V. c. 18. *Sternothyroïdeus* BIDLOO, T. XV. fig. 1. H. COWPER, Myot. 1724. c. 17. Tab. XXIV. XXVIII. fig. 3. XXX. fig. 1. n. 59. SANTORINI, Observ. anat. cap. VI. §. 5. *Le sterno - thyroïdien*, WINSLOW, Tr. de la tête, §. 445. GAUTIER, Ess. d'anat. T. IV. 47. *Sterno-thyreoideus*, ALBINUS, H. M. L. III. c. 40. *ej.* Tab. M. III. XI. fig. 44. JA-DELOT, T. V. 9. *der Brustbein - Schildmuskel*, BAHRDT, Tab. ♂ fig. 1. Synt. Tab. ☾ fig. 1. LODER, Tab. XXVII. 20. XXXII. fig. 33.

§. 171.

ATTACHES. Il commence à la ligne oblique du cartilage thyroïdien, à laquelle le précédent muscle finit, il descend à côté du sterno - hyoïdien, et se termine à la surface postérieure du manubrium sterni et du cartilage de la première côte.

Ce muscle est très-ressemblant au sterno-hyoïdien, mais plus court.

§. 172.

USAGES. Il tire le larynx en bas.

Observations sur les muscles de l'os hyoïde.

§. 173.

On verra par la suite, que la racine de la langue est logée dans la concavité de l'os hyoïde, et que cet os est attaché au larynx, par des ligamens forts. Par cette structure, ces trois parties sont toujours unies ensemble ; d'où il suit que quelque mouvement que les muscles, qui sont attachés à l'os hyoïde, lui fassent faire, la langue et le larynx sont obligés de suivre.

QUATRIÈME LEÇON.

MUSCLES DE LA FACE.

§. 174.

Ces muscles sont divisés d'après les parties, dont la face est composée. Elles sont:

1. Le cuir chevelu de la tête, et le front.
   I. L'Epicranius, §. 175.
2. Les paupières.
   II. L'Orbiculaire des paupières. §. 182.
   III. Le Sourcilier. §. 187.
3. Le nez.
   IV. Le Pyramidal. §. 191.
   V. Le Releveur de l'aile du nez et de la lèvre supérieure. §. 194.
   VI. Le Transverse. §. 197.
   VII. L'Abaisseur de l'aile du nez. §. 201.
   VIII. Le Moustachier. §. 205.
4. La bouche.
1) Muscles propres à la lèvre supérieure.
   IX. Le Releveur propre de la lèvre supérieure. §. 208.
   X. Le petit Zygomatique. § 212.
   XI. Le Releveur de l'angle de la bouche. §. 215.

2). Muscles

2). Muscles communs aux deux lèvres.

XII. Le grand Zygomatique. §. 219.

XIII. Le Buccinateur. §. 222.

XIV. L'Orbiculaire de la bouche. §. 225.

3). Muscles de la lèvre inférieure.

XV. L'Abaisseur de l'angle de la bouche. §. 228.

XVI. L'Abaisseur de la lèvre inférieure. §. 231.

XVII. Le Releveur du menton. §. 235.

XVIII. Le Transverse du menton. §. 239.

XIX. Le Risorius de Santorini. §. 247.

5. La machoire inférieure.

XX. Le Temporal. §. 244.

XXI. Le Masseter. §. 248.

Les muscles de la face ont été particuliérement décrits et gravés par SANTORINI (d), WALTHER (e) et COURCELLES (f).

I. L'EPICRANIUS.

§. 175.

PRÉPARATION. Incisez la peau à commencer par le milieu de l'occiput, conduisez le scapel sur le sommet de la tête et le front jusqu'à la racine du nez; faites delà une incision transversale sur le bord supérieur de l'orbite vers les tempes. En

---

(d) *Observ. anatomicæ.* 4. Venet. 724. c. 1. de musculis faciei, Tab. I. ej. *Septemdecim tabulæ, quas explicat* M. GIRARDI. fol. Parm. 775. Tab. I.

(e) (Aug. fr.) *Teneriorum musculorum h. c. anatome repetita.* 4. Lips. 731. c. fig.

(f) *Icones musculorum capitis.* 4. LB. 743. Tab. I. — IV.

G

disséquant la peau de l'intérieur à l'extérieur, il faut de la précaution, parce que les fibres musculaires sont souvent pâles, et que la peau est attachée aux parties aponeurotiques par un tissu cellulaire court.

§. 176.

SYNONYMES. Musculosa frontis cutem movens substantia, VESAL. de C. H. F. L. II. c. 7. *Musculi frontis* ; et M. *Supercilium trahentes*, COLUMB. de R. an. L. V. c. 3. 7. *Occipitis et frontis musculi*, FALLOPP. Obs. anat. p. 709. *Frontales*, EUSTACHIUS, T. XXVIII. XXX. a. a. MARTIN ad Tab. XLI. fig. 1. *Occipitales* , Ib. XXIX. A. A. *Musculi frontis. musculi cutis frontis*, CASSERIUS, L. IV. T. I. f. 1. A. SPIEGEL , de C. H. F. L. IV. c. 5. p. 89. *Musculi frontales et occipitales*, RIOLAN, Anthrop. L. V. c. 7. 8. *Frontalis*, COWPER, anat. appendix , T. VIII. fig. 33. A. T. I. fig. 1. *Occipitalis*, Tab. IV. fig. 8. Y. *ej.* Myotom. c. VI. Tab. 20 21. SANTORINI Obs. anat. c. 1. §. 3. 4. 5. Tab. I. A. *ej.* XVII. Tab. Tab. I. A. B. *les frontaux et les occipitaux*, WINSLOW, Tr. de la tête. §. 257. 260. GAUTIER , Ess. d'anat. Tab. I. 1. 2. *Epicranius*, ALBINI, H. M. L. III. c. 1. *ej.* Tab. musc. I. a. — l. et V. a. — d. puis XI. fig. 6. COURCELLES M. cap. p. 37. Tab. I. A. et III. E. JADELOT, Tab. III. 1. 2. VII. 1. 2. XI. fig. 1. et XII. f. 1. 22. *Der Uiberschädel-Muskel*, BAHRDT, Tab. ℣. fig. 3. 4. Synt. Tab. ℂ fig. 1. LODER , Tab. XXVI. 1. 2. 3. XXVIII. 1. — 5. XXXII. fig. 1. 2.

§. 177.

GÉNÉRALITÉS. L'ensemble du plan charnu et aponeurotique, qui couvre le crâne, porte le nom d'*épicranius*, et forme un muscle impair. Les muscles *occipitaux* et *frontaux* en sont des parties.

§. 178.

ATTACHES. Chacun des deux *muscles occipitaux* commence à l'arcade supérieure de l'os occipital, par des fibres musculaires ; quelques-unes viennent du tendon aponeurotique du muscle sterno-cléido-mastoïdien. Elles forment un plan mince, qui monte et qui se termine à la hauteur de l'oreille externe, en forme de demi-cercle.

§. 179.

La majeure partie du crane est couverte par un *plan aponeurotique*, qui porte le nom de *calotte*, (*calandica aponeurotica*). A la région occipitale, ce plan n'occupe que l'intervale des muscles occipitaux, mais il s'étend sur tout le sommet de la tête, et il communique vers les tempes avec les aponeuroses temporales; en s'avançant vers le front, il s'évanouit à mesure que les muscles frontaux sont formés, et il se termine en pointes vers la racine du nez.

§. 180.

Les deux côtés du front sont couverts par un plan musculeux, mince, et convexe vers le sommet de la tête, qui porte le nom de *muscle frontal*.. Ses fibres naissent de la calotte aponeurotique, et descendent par le front au bord supérieur de l'orbite, où elles s'unissent au muscle orbiculaire des paupières. Les deux frontaux se touchent à la partie inférieure du front.

§. 181.

USAGES. Les occipitaux étant petits et foibles, ne peuvent que tendre un peu le cuir chevelu de l'occiput; on sent leur contraction, en appliquant le doigt à l'endroit de la tête, où ils sont situés.

L'action des frontaux est évidente; ils lèvent le front et y produisent des rides transverses. COLUMBUS (g) a vu un homme, qui n'a mû que la moitié du front, après une blessure qu'il avoit reçue à l'autre moitié. Lorsqu'ils se contractent vers les yeux, ils allongent le front.

Lorsque toutes les parties musculaires de l'epicranius sont en mouvement, la peau du sommet de la tête est tendue, et par-là les cheveux se dressent. Tous les hommes ne peuvent pas exécuter ces mouvemens d'une manière sensible; mais j'en ai vu, qui y ont réussi.

II. L'ORBICULAIRE DES PAUPIERES.

§. 182.

PRÉPARATION. Continuez l'incision faite à la peau, par le dos du nez, et le milieu des deux

---

(g) *De re anatom.* L. V. c. 3.

lèvres, et disséquez la peau des muscles de dedans en dehors. Comme les muscles de ces parties sont petits, et leurs fibres souvent pâles, prenez bien garde d'en enlever avec la peau, ce qui en détruiroit facilement la structure.

§. 183.

SYNONYMES. Duo palpebrarum musculi, VÉSAL. de C. H. F. L. II. c. 9. *Palpebrarum primi orbiculares*, COLUMB. L. V. c. 8. *Orbicularis palpebrarum*, EUSTACHIUS T. XXVIII. e. e. XXX. d. d. *Claudentes palpebras*, s. *Semicirculares*, CASSERIUS, L. IV. Tab. I. fig. 1. B. SPIEGEL de C. H. F. L. IV. c. 5. p. 90. *Orbiculares palpebrarum et ciliares*, RIOLAN, Anthrop. L. V. c. 9. gravé mais pas nommé dans BIDLOO, T. XII. fig. 4. *Orbicularis palpebrarum*. COWPER, anat. T. XII. fig. 4. D. appendix T. VIII. f. 33. B. Myot. c. 8. Tab. 21. 22. 25. f. 1. SANTORINI Obs anat. cap. 1. §. 6. 7. 8. Tab. I. D. E. F. *ej.* XVII. Tab.; Tab. I. D. E. *L'Orbiculaire des paupières*, WINSLOW, Tr. de la tête. §. 286. GAUTIER, Ess. d'an. T. II. 20. *Orbicularis palpebrarum*, ALBINUS, H. M. L. III. c. 5. *ej.* Tab. M. I. m. — r. X. fig. 1. COURCELLES, M. cap. p. 40. Tab. I. JADELOT, Tab. III. 3. XI. fig. 1. 3. *der Kreismuskel der Augenlieder*, BAHRDT, T. ♃ fig. 1. Synt. T. ☾ fig. 1. LODER, Tab. XXVI. 7. 8. XXXII. fig. 3.

§. 184.

ATTACHES. C'est un muscle ovale, large

d'environ un pouce, qui couvre les paupières, et bord le de l'orbite.

Il commence à l'an gle interne de l'œil, du ligament des paupières, qui est en même temps le tendon du muscle orbiculaire ; d'autres fibres prennent leur origine de l'aphophyse nasale des os frontal et maxillaire supérieur. Leur plus grand nombre se porte sur le bord supérieur de l'orbite, où elles traversent et couvrent le muscle frontal à l'angle externe de l'œil ; elles se tournent en bas sans discontinuer, pour revenir par le bord inférieur de l'orbite au ligament des paupières. La partie inférieure et externe, est plus large que le reste du muscle.

§. 185.

Un nombre moins considérable de fibres, part du ligament, pour se porter sur les deux paupières ; ces fibres se croisent quand elles sont parvenues à l'angle externe de l'œil. Il n'y a au reste point de séparation entre les fibres des paupières et celles de l'orbite ; c'est pourquoi il n'est pas nécessaire de suivre ni RIOLAN, qui a donné aux fibres des paupières le nom particulier de *muscle ciliaire*, ni tel autre anatomiste, qui a divisé l'orbiculaire en plusieurs portions.

L'abaisseur de la paupière inférieure dont quelques auteurs parlent, est une portion du petit Zygomatique.

§. 186.

USAGES. L'orbiculaire ferme les paupières pendant que ses fibres se contractent vers leur origine commune; il y cause même des rides, quand la contraction est forte. Par le clignotement, qui est une contraction subite, fréquente et modérée du muscle, les larmes et tout ce qui se trouve entre les paupières et l'œil, est conduit vers l'angle interne. L'expulsion des corps étrangers, est donc favorisée en frottant les paupières doucement du dehors en dedans; et tout frottement contraire est nuisible.

III. LE SOURCILIER.

§. 187.

PRÉPARATION. Séparez les deux muscles frontaux (§. 180.) à la racine du nez, et repliez en un vers le côté externe; vous verrez le sourcilier caché sous le frontal, et couché sur l'os du front.

§. 188.

SYNONYMES. Musculus sub cute supercilii COITER externarum et internarum C. H. partium tabulæ et observationes. fol. Norimb. 573. p. 109. *Musculus a Coitero notatus,* RIOLAN, anthrop. L. V. c. 8. *Corrugator,* COWPER, Myot. 1724. c. VI. Tab. XXV. fig. 5. 6. SANTORINI Obs. anat. c. 1. §. 6. Tab. 1. I. *Le Sourcilier,* WINSLOW, Tr. de la tête, §. 265. *Muscle du sourcil,* GAUTIER,

Ess. d'anat. T. I. 7. *Corrugator supercilii*, ALBI-
NUS, H. M. L. III. c. 6. *ej.* Tab. M. II. a. b.
XI. fig. 1. COURCELLES, M. cap. p. 42. Tab. II.
S. JADELOT, Tab. IV. 1. IX. fig. II. 16. *der Zu-
sammenrunzler der Augenbraune*, BAHRDT, T. 2
fig. 2. Synt. T. ☾ fig. 2. LODER, Tab. XXVII. 3.
XXXII. fig. 3.

§. 189.

ATTACHES. Il commence par des fibres très-
peu tendineuses à la racine du nez, et forme un
petit muscle épais, qui s'avance sur le bord supérieur de l'orbite, et se mêle vers le milieu de
ce bord, aux fibres de l'orbiculaire et du frontal.

§. 190.

USAGES. Il approche les sourcils de la racine
du nez, c'est-à-dire en dedans, et un peu en bas,
ce qui fait dresser les poils des sourcils, il aide
à la clôture des yeux, et fait naître des rides
verticales au front.

IV. LE PYRAMIDAL DU NEZ.

§. 191.

C'est le nom qu'on donne à la continuation
des frontaux sur le dos du nez. Les fibres qui
composent ces deux muscles grêles, s'étendent
jusqu'aux ailes du nez, dans lesquels elles se
perdent. Les deux pyramidaux sont si près l'un
de l'autre, qu'on pourroit les prendre facilement
pour un seul muscle.

§. 192.

SYNONYMES. Nasum dilatantes, adhuc a nemine cogniti, COLUMB. L. V. c. 4. *Frontalis pars per dorsum nasi ducta,* EUSTACHIUS, T. XXXII. *Musculus nasi,* CASSERIUS, pentaisthes. L. III. S. 1. c. 8. Tab. II. fig. 1. D. *Elevator alæ nasi,* COWPER, Myotom. c. 10. Tab. XXV. fig. 5. a. *Le Pyramidal;* WINSLOW, Tr. de la tête. §. 330. *Procerus nasi,* SANTORINI Obs. anat. c. 1. §. 10. Tab. I. b. *ej.* XVII. Tab. Tab. I. d. GAUTIER, Ess. d'anat. Tab. I. 8. *Frontalium fibræ descenden-tes supra dorsum nasi.* JADELOT, Tab. XI. fig. 1. a.

§. 193.

USAGES. Il tire la partie cartilagineuse du nez en haut, et fait rider le nez.

V. LE RELEVEUR DE L'AILE DU NEZ ET DE LA LEVRE SUPÉRIEURE.

§. 194.

SYNONYMES. Alæ nasi musculus , qui capitis de labrorum , buccarum et alæ nasi musculis *in altero latere quintus ,* seu *omnium* 9 *et* 10. VÉSAL. de C. H. F. L. II. c. 13. p. 220. T. III. F. *Levator labii superioris, alæque nasi,* EUSTACHIUS , T. XXVIII. g. XXX. i. *Alterum par nares aperiens,* CASSERIUS, L. IV. Tab. I. fig. 1. E. *Alter commu-nium Galeni,* CASSERIUS, pentaist. L. III. S. 1. c. 9. Tab. II. fig. 1. G. SPIEGEL , de C. H. Fabr.

L. IV. c. 5. p. 91. La portion qui est sur le nez est le *musculus erigens nares*, RIOLAN, Anthrop. L. V. c. 13. *Triangularis*, BIDLOO, T. XII. fig. 4. B. *Dilatator alæ nasi et elevator labii superioris*, COWPER, anat. T. XII. fig. 4. B. Myot. c. 10. Tab. 25. fig. 5. 6. *Pyramidalis nasi*, SANTORINI Obs. anat. c. 1 §. 9. Tab. I. S. T. *ej.* XVII Tab. Tab. 1. O. *Le muscle oblique* ou *latéral du nez, et la grande portion de l'incisif latéral*, WINSLOW, Tr. de la tête, §. 331. 562. *Le premier plan du grand incisif* ou *du releveur propre*, GAUTIER, Ess. d'anat. Tab. I. 10. E. *Levator labii superioris, alæque nasi*, ALBINI H. M. L. III. c. 8. *ej.* Tab. M. I. w. — y. XI. fig. 10. COURCELLES, M. cap. p. 43. Tab. I. C. JADELOT, Tab. III. 5. XI. fig. 1. 4. *der Aufheber des Nasenflügels und der obern Lippe*, BAHRDT, T. ♂. ♀ fig. 1. Synt. T. ☾ fig. 1. LODER, Tab. XXVI. 10. XXXII. fig. 6.

§. 195.

Il prend son origine sous le ligament des paupières, de l'apophyse nasale de l'os maxillaire supérieur, par des fibres très-peu tendineuses, et descend sur cette apophyse et sur l'os du nez, jusqu'à l'aile, à laquelle la portion interne de ce muscle s'évanouit ; sa portion externe continue sur l'os maxillaire, jusque dans la lèvre supérieure, où elle s'unit aux autres fibres musculaires qui la composent.

§. 196.

USAGES. Il ouvre la narine, en tirant l'aile du nez en haut, et il lève la lèvre supérieure.

VI. LE TRANSVERSE DE L'AILE DU NEZ.

§. 197.

PRÉPARATION. Le tendon de ce muscle étant caché sous le 'précédent muscle, il faut séparer la portion de ce dernier, qui va à la lèvre.

§. 198.

SYNONYMES. Compressor naris, EUSTACHIUS, Tab. XXVIII. f. XXX. k. *Alium invenio musculum carneum*, FALLOPP. Obs. p. 711. *Primum par, nasi alas abducens sive aperiens*, CASSERIUS, Lib. IV. Tab. I. fig. 1. D. et musculi myrthi folio similes, nostro marte inventi. pentaisth. L. III. S. 1. c. 9. Tab. II. fig. 1. F. SPIEGEL, de C. H. Fabr. L. IV. c. 5. p. 91. *Externus qui alam dilatat sine elevatione nasi*, RIOLAN. Anthrop. L. IV. c. 13. *Par nasi alas extendens, circulare*, BIDLOO T. XII. f. 4. A. *Dilatator alæ nasi*, COWPER anat. appendix, T. VIII. fig. 33. C. Myot. c. 10. Tab. 25. fig. 5. 6. *Transversus*, SANTORINI Obs. anat. cap. 1. §. 11. 12. Tab. I. a. et le *lateralis narium*, §. 13. Tab. I. d. de même que *par novum, orbiculi pinnis deducendis datum*, §. 15. Tab. I. e. *ej.* XVII Tab. Tab. I. p. m. *Le transversal* ou *l'inférieur*, ou *le myrtiforme*, WINSLOW, Tr. de la tête, §. 332. GAUTIER, Ess. d'anat. T. I. 9. *Compressor naris*, ALBINI H. M. L. III. c. 7. EJ. Tab. M. I. t. u. XI. fig 7. COURCELLES, M. cap. p. 42. Tab. I. II. D. d. JADELOT, Tab. III. 4. XI.

fig. 1. 5. *der Zusammendrüker der Nasenlöcher*, BAHRDT Tab. ♂ fig. 2. Synt. T. ☾ fig. 1. LODER, Tab. XXVI. 9. XXXII. fig. 2.

§. 199.

ATTACHES. Il commence par un petit tendon au bas de l'échancrure nasale de l'os maxillaire supérieur, et monte ensuite en s'élargissant sur l'aile du nez. Quand il s'approche du dos du nez, il devient aponeurotique; de sorte que le dos du nez porte une aponeurose commune aux transverses des deux ailes.

§. 200.

USAGES. Il tire l'aile du nez à l'extérieure, et dilate la narine, lorsque le muscle précédent agit en même temps.

La narine est retrécie au contraire, si le transverse et l'abaisseur agissent ensemble.

VII. L'ABAISSEUR DE L'AILE DU NEZ.

§. 201.

PRÉPARATION. Il faut écarter les deux précédens, pour voir le muscle qui en est caché.

§. 202.

SYNONYMES. Qui ab ossis nasi extremitate prosiliens in alas inseritur? RIOLAN. Anthrop. L. V. c. 15. *Constrictor alæ nasi*, COWPER, myot. c. 10. Tab. 25. f. 6. *Pinnarum dilatator seu myrtiformis*, SANTORINI Obs. anat. cap. 1. §. 14. Tab. I.

c. puis le *labri superioris proprius, arctandis naribus communis*, §. 17. et le *depressor labii superioris et alarum nasi constrictor* de Cowper, §. 18. *L'incisif mitoyen*, WINSLOW, Tr. de la tête, §. 565. *Le petit incisif*, GAUTIER, Ess. d'anat. Tab. II. 17. *Depressor alæ nasi*, ALBINUS, H. M. L. III. c. 18. ej. Tab. M. II. F. XI, fig. 8. COURCELLES, M. cap. p. 50. Tab. III. K. JADELOT, Tab. IV. 9. XI. fig. 2. * *der Niederdrüker des Nasenflügels*, BAHRDT, Tab ♂ fig. 3. Synt. T. ☾ fig. 2. LODER, Tab. XXXII. fig. 4.

§. 203.

ATTACHES. Il nait par un tendon petit mais large des fossettes, qui répondent à la racine des dents canine et incisive de la machoire supérieure. Ses fibres musculaires montent delà sur le bord de la narine, en se dirigeant tant vers l'aile que vers le cloison du nez, et s'unissent aux muscles releveur de l'aile, transverse du nez et orbiculaire de la bouche.

§. 204.

USAGES. Il tire l'aile du nez en dehors et en bas, et rétrécit la narine.

VIII. LE MOUSTACHIER.

§. 205.

SYNONYMES. Portio superna orbicularis, quæ deprimit nasum, RIOLAN, Anthrop. L. V. c. 13, *Tertius ordo fibrarum quibus constat labium superius.*

SANTORINI, Obs. anat. c. 1. §. 20. Tab. I. 1. *Les sur-demi orbiculaires*, WINSLOW, Tr. de la tête. §. 555. *Nasalis labii superioris*, ALBINI, H. M. L. III. c. 15. *ej.* Tab. M. I. H. II. G. XI. fig. 10. 11. COURCELLES, M. cap. p. 47. Tab. II. 1. JADELOT, Tab. III. 11. XI. fig. I. 10. *Der Nasen-Muskel der oberen Lippe*, BAHRDT, Tab. ♂ fig. 1. Synt. T. ☾ fig. 1. LODER, T. XXVI. 17. XXXII. fig. 7.

§. 206.

ATTACHES. C'est un muscle très-mince, qui commence au bout du nez, et qui descend au bord inférieur de la cloison du nez, pour aller à la lèvre supérieure, vers le côté externe de laquelle il se perd.

§. 207.

USAGES. Les deux muscles rapprochent les deux angles de la bouche, et aident à rider la lèvre supérieure.

Ils abaissent tant soit peu le bout du nez.

IX. LE RELEVEUR DE LA LEVRE SUPÉRIEURE.

§. 208.

PRÉPARATION. Comme son origine est couverte par l'orbiculaire des paupiéres (II), il faut en lever le bord inférieur, et le replier en haut.

§. 209.

SYNONYMES. Une partie de *alæ nasi musculus* de VESALE, v. §. 194. *Levatores labii superioris,*

EUSTACHIUS, Tab. XXVIII. h. h. XXX. h. *Qui superius labrum sursum trahit*, RIOLAN. Anthrop. L. V. c. 12. *Qui superius labrum et inferioris angulum occupat*, BIDLOO, T. XII. fig. 5. F. *Elevator labii superioris proprius*, COWPER, an. eod. appendix. Tab. VIII. fig. 33. E. Myot. c. 7. Tab. 21. 22. SANTORINI, Obs. an. c. I. §. 22. Tab. I. R. ej. XVII. Tab. Tab. I. N. *La petite portion de l'incisif latéral*, WINSLOW, Tr. de la tête. §. 562. *Le second plan du grand incisif*, GAUTIER, Ess. d'anat. T. I. 16. F. *Levator labii superioris*, ALBINUS, H. M. L. III. c. 9. ej. Tab. M. I. Z. A. XI. fig. 10. COURCELLES, M. cap. p. 44. Tab. I. F. JADELOT, Tab VI. 6. XI. fig. 1. 7. *der Aufheber der oberen Lippe*, BAHRDT, Tab. ♀. fig. 1. Synt. T. ☾. fig. 1. LODER, Tab. XXVI. 11. XXXII. fig. 6.

§. 210.

ATTACHES. Il commence tout charnu au bord inférieur de l'orbite, et forme un plan rhomboïdal, qui descend de dehors en dedans, pour finir dans la lèvre supérieure, où il s'unit au releveur de l'angle de la bouche et au releveur de l'aile du nez et de la lèvre supérieure.

§. 211.

USAGES. Il lève la lèvre supérieure, et la tire un peu en dehors.

X. LE PETIT ZYGOMATIQUE.

§. 212.

SYNONYMES. *Zygomaticus minor,* SANTORINI,

Obs. anat. cap. I. §. 23. Tab. I. Q. *ej.* XVII. Tab. Tab. I. 1. *Depressor palpebræ inferioris*, VER‑HEYEN, anat. Tr. IV. c. 14. Tab. 27. fig. 1. I. HEISTER, Comp. anat. §. 315. MARTINE, ad Eustachii Tab. XLI. fig. 1. 3. *Le petit Zygomatique,* WINSLOW, Tr. de la tête, §. 560. *Zygomaticus minor*, ALBINI H. M. L. III. c. 10. *ej.* Tab. M. I. C. XI. fig. 10. COURCELLES, M. cap. p. 44. Tab. I. E. JADELOT, T. III. 8. XI. fig. I. 6. *der kleinere Jochmuskel*, BAHRDT, Tab. ♀. fig. 1. Synt Tab. ☾ fig. 1. LODER, Tab. XXVI. 13 .XXXII. fig. 6.

§. 213.

ATTACHES. Ce petit muscle, couvert égale‑ment par l'orbiculaire des paupières, nait charnu de l'apophyse maxillaire de l'os zygomatique. Il est tantôt uni à l'orbiculaire, et tantôt au rele‑veur de la lèvre supérieure (VIII), de sorte qu'il est facilement emporté avec la graisse qui l'enve‑loppe, surtout quand les muscles sont pâles.

Il se porte, toujours mince, à la lèvre supé‑rieure, et s'unit à son releveur.

§. 214.

USAGES. Les mêmes que §. 211.

C'est à la portion du petit zygomatique, qui va s'attacher au muscle orbiculaire des paupières, qu'on attribue la faculté d'abaisser la paupière inférieure.

XI.

XI. Le Releveur de l'Angle de la Bouche.

§. 215.

PRÉPARATION. Il est enfoncé dans la graisse, qui donne à la joue son agréable élévation. Dans les personnes maigres, l'enfoncement de la joue dépend du défaut de cette graisse; dès que cette graisse est enlevée, ce muscle paroit.

§. 216.

SYNONYMES. Levatores angulorum oris. EUSTA-CHIUS, T. XXVIII. i. i. XXX. g. *Secundum par labiorum, ad latera trahens seu abducens,* CASSE-RIUS, L. IV. Tab. I. fig. 1. H. SPIEGEL de C. H. F. L. IV. c. 5. p. 92. *Qui sursum trahit labium inferius,* RIOLAN, Anthrop. L. V. c. 12. *Musculus, qui ab ossis maxillæ superioris margine incipit, labioque inseritur superiori,* BIDLOO, T. XII. fig. 5. D. *Elevator labiorum communis,* COWPER, anat. eod.; appendix, Tab. VIII. fig. 33. D. *Elevator labiorum,* COWPER, Myot. c. 7. Tab. 21. 22. SANTO-RINI Obs. anat. cap. 1. §. 24. T. I. O. *ej.* XVII. Tab. Tab. 1. L. *Le canin,* WINSLOW, Tr. de la tête, §. 561. GAUTIER, Ess. d'anat. T. I. 12. *Levator anguli oris,* ALBINI H. M. L. III. c. 11. *ej.* Tab. M. I. D. XI. fig. 11. 12. COURCELLES, M. cap. p. 45. Tab. I. H. JADELOT, Tab. III. 9. XI. fig. I. 9. LODER, T. XXVI. 14. XXXII. fig. 7.

§. 217.

ATTACHES. Il commence charnu et large dans

la fosse maxillaire, descend en dedans en se rétrécissant un peu, et se termine à l'angle de la
bouche, à côté du précédent.

Les fibres externes descendent au-delà de l'angle, pour se perdre dans l'abaisseur de l'angle
de la bouche.

§. 218.

USAGES. Il tire l'angle de la bouche en haut
et en dehors.

XII. LE GRAND ZYGOMATIQUE.

§. 219.

*SYNONYMES. Unus ex duobus labro superiori
propriorum,* seu *omnium qui labris, buccis et alæ
nasi proprii sunt,* 5 *et sextus,* VESAL. de C. H. F.
L. II. c. 13. p. 200. Tab. III. G. H. *Zygomaticus
major,* EUSTACHIUS , T. XXVIII. K. XXX. f.
Primum par, s. *attollens labium superius,* CAS-
SERIUS, L. IV. Tab. 1. fig. 1. G. SPIEGEL, de
C. H. F. L. IV. c. 5. p. 92. *Zygomaticus,* RIO-
LAN. Anthrop. L. V. c. 12. *Qui ab osse jugali
exiens, parti labii laterali connectitur,* BIDLOO,
T. XII. fig. 5. F. *Zygomaticus,* COWPER, anat.
ib. *Id.* s. *Distortor oris,* COWPER, appendix, T.
VIII. fig. 33. G. Myot. c. 7. Tab. 21. 22. 23.
SANTORINI Obs. anat. cap. I. §. 26. P. *ej.* XVII.
Tab. Tab. I. H. *Le grand Zygomatique,* WINS-
LOW , Tr. de la tête, §. 559. *Le Zygoma-
tique,* GAUTIER, Ess. d'anat. T. I. 14. *Zygomaticus*

major , ALBINI, H. M. L. III. c: 12. *ej.* Tab. M.
I. E. F. G. XI. fig. 10. 11. 13. COURCELLES, M.
cap. F. p. 45. Tab. I. G. JADELOT , T. III. 10.
XI. fig. 1. 8. *der grössere Jochmuskel,* BAHRDT,
Tab. ♀. fig. 1. — *3.* Synt. Tab. ☾ fig. 4. LODER,
Tab. XXVI. 15. XXXII. fig. 7.

$. 220.

ATTACHES. Il provient du milieu de l'os zygomatique, par des fibres tendineuses courtes,
et forme de suite un muscle rond, qui descend
à l'angle de la bouche, pour s'y unir au releveur
et à l'abaisseur de l'angle.

$. 221.

USAGES. Il tire l'angle de la bouche obliquement en haut, et élargit la bouche; il lève aussi
la lèvre supérieure.

XIII. LE BUCCINATEUR.

$. 222.

SYNONYMES. Seccundus alterius lateris , seu
*omnium 3 et 4, buccarum, labiorum et nasi ala-
rum musculus*, VESAL. de C. H. F. L. II. c. 13. p. 199.
T. IV. M. *Contrahens genarum* s. *Buccinator,*
CASSERIUS, L. IV. T. I. F. f. 1. fig. 4. P. SPIEGEL,
de C. H. F. L. IV. c. 5. p. 92. *Buccinator*, RIO-
LAN, Anthrop. L. V. c. 12. BIDLOO , T. XII
fig. 5. A. B. C. COWPER, anat. eod. appendix
T. VIII. fig. 33. K. Myot. c. 7. Tab. 21. 22. 24.
SANTORINI Obs. an. c. I. $. 35. T. I. N. *ej.* XVII. T.;

Tab. I. x. y. z. *Le Buccinateur*, WINSLOW, Tr. de la tête, §. 557. GAUTIER, Ess. d'anat. T. I, 15. *Buccinator*, ALBINI H. M. L. III. c. 16. *ej.* Tab. M. I. T.; XI. fig. 13. 14. COURCELLES, M. cap. p. 48. Tab. I. Q.; III. ⊕ ⊖ O. JADELOT, Tab. III. 16. XI. fig. I. 8. *der Bakkenmuskel*, BAHRDT, T. ♀ fig. 4. 6. 7. Synt. T. ☾ fig. 1. LODER, T. XXXII. fig. 10.

§. 223.

ATTACHES. Ce muscle, qui forme particulièrement la joue, est attaché au bord alvéolaire de la machoire supérieure, à l'aile pterygoïdienne de l'os sphénoïde, et à la ligne oblique externe de la machoire inférieure. Ses fibres se dirigent presque toutes horizontalement vers la bouche, et s'y unissent aux muscles releveur de l'angle de la bouche, grand zygomatique, orbiculaire, et abaisseur de l'angle de la bouche.

§. 224.

USAGES. Pendant la mastication, il retient ce qui tombe de l'intervale des dents, et l'y replace par ses contractions. Il rétrécit la cavité de la bouche, quand il se contracte fortement. Cette cavité est au contraire augmentée, lors de l'inflation de la joue.

Il travaille merveilleusement et supplée en quelque manière au défaut de la langue, tant pour la mastication que pour la parole, ce que j'ai observé dans une femme, qui avoit eu le malheur de la perdre.

XIV. L'ORBICULAIRE DE LA BOUCHE.

§. 225.

SYNONYMES. Orbicularis oris, EUSTACHIUS, T. XXX. l. *Quartum par, constringens labia*, CASSERIUS, L. IV. T. I. fig. 1. K. fig. 4. F. SPIEGEL, de C. H. F. L. IV. c. 5. p. 93. *Orbicularis labiorum*, RIOLAN. Anthrop. L. V. c. 12. *Musculorum contortorum fasciculus*, BIDLOO, T. XII. fig. 5. I. *Constrictor labiorum*, COWPER, anat. eod.; appendix. T. VIII. fig. 33. F. *Orbicularis labiorum*, COWPER, Myot. 1724. c. 7. Tab. 21. 22. *Ordines fibrarum quibus constat labium superius, secundus*, SANTORINI, Obs. anat. c. 1. §. 19. Tab. I. h. et *quartus*, §. 29. Tab. I. k. *ej*, XVII. Tab. ; Tab. I. R. q. *Les demi-orbiculaires*, WINSLOW, Tr. de la tête, §. 553. *L'Orbiculaire* GAUTIER, Ess. d'anat. T. II. 19. *Orbicularis oris*, ALBINI, H. M. L. III. c. 17. *ej*. Tab. M. I. I. K. XI. fig. 10. — 14. COURCELLES, M. cap. p. 49. Tab. I. K. JADELOT, Tab. VI. 12. XI. fig. I. 11. *der Kreis-Muskel des Mundes*, BAHRDT, Tab. 2. fig. 1. Synt. T. ℂ fig. 2. LODER, Tab. XXVI. 10. fig. 10. XXXII. fig. 10.

§. 226.

ATTACHES. Ce muscle, situé au bord des deux lèvres, tire sa naissance de tous les muscles des lèvres (V. VIII. IX. X. XI. XII. XV. XVI.) dont les fibres qui entrent dans sa construction , se courbent et se continuent sur le bord de la bouche.

Il y a en second lieu des fibres propres à l'orbiculaire , qui ne tirent pas leur origine des premières, mais qui leur sont contigues.

Toutes ces fibres ne font pas une ligne courbe, qui rentre en elle-même , mais celles qui se trouvent dans chacune des deux lèvres , se croisent aux angles de la bouche, et s'y terminent.

On observe enfin deux couches dans l'épaisseur du muscle, une antérieure et une postérieure, qui sont cependant entrelacées l'une dans l'autre.

La partie inférieure du muscle est un peu plus forte, que celle qui appartient à la lèvre supérieure.

§. 227.

USAGES. Il ferme la bouche, et la ride, quand il se contracte fortement.

XV. L'ABAISSEUR DE L'ANGLE ET DE LA BOUCHE.

§. 228.

SYNONYMES. *Depressores angulorum oris* , EUSTACHIUS, Tab. XXVIII. n. n. XXX. n. Celui duquel *Labium superius deorsum movetur*, RIOLAN. Anthrop. L. V. c. 12. *Qui ab inferioris maxillæ imo margine productus , inferiori labio lateraliter implantatur ,* Bidloo , Tab. XII. fig. 5. G. *Depressor labiorum communis,* Cowper, anat. eod. ; appendix , Tab. VIII. fig. 33. H. *Depressor labiorum ,* Cowper, Myot. 1724. c. 7. Tab. 21. 22. Santorini Obs. anat. c. 1. §. 28. X. *ej.* XVII. Tab. ; Tab. I. M. *Le Triangulaire,* Winslow, Tr. de la tête. §. 566. Gautier, Ess d'anat. T. I. 13. *Depressor anguli oris,* Albini H. M. L. III. c. 13. *ej.* Tab. M. I. Q. R. S. XI. fig. 10. — 13. Courcelles , M. cap. p. 46. T. I. M. Jadelot , Tab. III. 15. XI. fig. I. 13. *der Niederdrüker des Mundwinkels,* Bahrdt , Tab. ♀ fig. 1. — 4. Synt. Tab. ☾ fig. 1. Loder , Tab. XXVI. 18. XXXII. fig. 9.

§. 229.

Attaches. Ce muscle qui ressemble à un triangle rectangle, prend naissance au bord inférieur de la machoire inférieure, sous l'angle de la bouche , vers la symphyse. Les fibres posées d'abord horizontalement, se courbent ensuite en haut, et montent en se rétrécissant à l'angle de la bouche , où elles se mêlent aux fibres du releveur de l'angle.

§. 230.

Usages. Il abaisse l'angle de la bouche. Réciproquement il peut soulever la lèvre inférieure.

XVI. L'Abaisseur de la Lèvre inférieure.

§. 231.

Quoique ce muscle soit déjà à découvert par ce qui a été pratiqué depuis, il convient cependant d'observer, qu'il est très-difficile à nettoyer, en ce qu'il y a beaucoup de graisse entre ses fibres, et que la peau y tient fortement.

§. 232.

SYNONYMES. Unus labio inferiori propriorum, seu *omnium qui labiis, buccis et alæ nasi proprii sunt septimus et* 8. VÉSAL. de C. H. F. L. II. c. 13. p. 200. Tab. IV. N. *Depressor labii inferioris,* EUSTACHIUS, T. XXVIII. o. *Tertium par, deprimens labium inferius,* CASSERIUS, L. IV. Tab. I. fig. 1. I. fig. 4. E. SPIEGEL, de C. H. F. L. IV. c. 5. p. 92. Celui duquel *Labium inferius deorsum movetur,* RIOLAN, Anthrop. L. V. c. 12. *Mentalis* BIDLOO, Tab. XII. fig. 5. H. *Depressor labii inferioris proprius,* COWPER, anat. eod. appendix. Tab. VIII. fig. 33. Γ. Myot. 1724. c. 7. Tab. 21. 22. *Productor, corrugator et depressor labii inferioris,* SANTORINI Obs. anat. c. 1. §. 30. 31. 32. Tab. 1. s. t. v. *ej.* XVII. Tab.; Tab. I. S. *Le Quarré* ou *le mentonnier,* WINSLOW, Tr. de la tête, §. 567. GAUTIER, Ess. d'anat. Tab. I. 11 *Depressor labii inferioris,* ALBINUS, H. M. L. III. c. 14. *ej.* Tab. M. M. N. XI. fig. 19. COURCELLES, M. cap. p. 47. Tab. I. O. J'y rapporte aussi le *accessor buccinatoris*, (ou le productor labii inferioris Santorini) de COURCELLES, p. 49. Tab. III. N. *Depressor labii inferioris et accessor buccinatoris*, JADELOT, Tab. III. 13. XI. fig. I. 15. avec XI. fig. VII. 21. *der Niederdrüker der unteren Lippe*, BAHRDT, Tab. ♀ fig. 1. 5. 8. Synt. Tab. ☾ fig. 1. 2. LODER, Tab. XXVI. 19. XXXII. fig. 5.

$. 233.

ATTACHES. Il ressemble à un rhombe. Ses fibres naissent du bord inférieur de la machoire inférieure, derrière le commencement du précédent muscle, elles montent obliquement, mais toujours parallèles entre elles, du dehors en dedans, et se terminent au muscle orbiculaire de la bouche. Les abaisseurs des deux côtés se touchent en haut, et laissent en bas une espace triangulaire entre eux.

$. 234.

USAGES. Il abaisse la lèvre inférieure.

XVII. LE RELEVEUR DU MENTON.

$. 235.

PRÉPARATION. Incisez l'intervale du muscle précédent avec son pareil, pour parvenir à la symphyse de la machoire inférieure; repliez le muscle abaisseur.

$. 236.

SYNONYMES. Elevator labii inferioris proprius,

COWPER, Myot. 1724. c. 7. Tab. 31. SANTORINI Obs. anat. cap. I. §. 29. Tab. I. q. x. *L'incisif inférieur*, WINSLOW, Tr. de la tête, §. 568. *Le petit incisif*, GAUTIER, Ess. d'anat. T. II. 18. *Levator menti*, ALBINI H. M. L. III. c. 19. *ej.* Tab. I. O. P.; II. N. O. XI. fig. 15. COURCELLES, M. cap. p. 52. Tab. III. M. JADELOT, Tab. III. 14. *der Aufheber des Kinnes*, BAHRDT, Tab. ♀. fig. 9. Synt. Tab. ☾. fig. 1. LODER, Tab. XXXII. fig. 11.

§. 237.

ATTACHES. Il vient d'une fossette, qui répond à l'alvéole de la seconde dent incisive, et forme un petit muscle épais, qui descend dans la peau du menton, en augmentant un peu en grosseur. Il se courbe vers son pareil, et s'unit avec lui. Son côté externe est aussi uni avec l'abaisseur de la lèvre.

§. 238.

USAGES. Il lève le menton et la lèvre inférieure.

XVIII. LE TRANSVERSE DU MENTON.

§. 239.

ATTACHES. Ce nom est donné à une production du peaucier. (§. 126.)

Les peauciers de l'un et de l'autre côté s'approchent sous le menton, et se donnent récipro-

quement quelques fibres transversales, auxquelles
on a donné le nom de transverse du menton.

§. 240.

SYNONYMES. Decussatio lacertulorum platisma-myoïdis ad mentum, SANTORINI Obs. anat. L. I.
§. 33. *Transversalis menti,* MAYER, Beschr. des
M. K. III. 204. *ej.* anat. Kupfertafeln, II. Heft.
T. I. fig. 3. LODER, Tab. XXXII. fig. 28.

§. 241.

USAGES. Il abaisse et élargit le menton.

XIX. LE RISORIUS DE SANTORINI.

§. 242.

SYNONYMES. Risorius SANTORINI, Obs. an.
cap. 1. §. 34. Tab. II. u. *ej.* XVI. Tab.; Tab. I.
w. COURCELLES, M. cap. p. 46. Tab. I. L.
JADELOT, Tab XI. fig. I. 12. LODER, Tab. XXVI. 24.

§. 243.

ATTACHES. Quand le peaucier est parvenu
à la face, il monte obliquement du milieu du
bord de la machoire inférieure par-dessus le
buccinateur, vers l'angle de la bouche, et s'y
termine peu à peu en pointe. Quelquefois des
fibres musculaires paroissent partir de l'angle de
la machoire inférieure, et se portent dans une
direction transversale au bord supérieur du peaucier, vers l'angle de la bouche. C'est pourquoi
que SANTORINI n'envisage pas son Risorius,
comme une continuation du peaucier.

§. 244.

USAGES. Il tire l'angle de la bouche obliquement en bas. Il agit principalement lorsqu'on sourit et c'est delà qu'il a eu son nom.

XX. LE TEMPORAL.

§. 245.

PRÉPARATION. Ce muscle couché sur le crane à la région temporale, est couvert d'un *aponeurose*, qui commence à l'arcade tracée à l'os frontal et au pariétal, et qui descend pour s'attacher au bord supérieur de l'arcade zygomatique.

En incisant cette aponeurose de haut en bas, pour en réplier les deux segmens, on la trouve composée de deux feuilles unies à l'arcade du pariétal, mais séparées par de la graisse vers l'os de la pommette.

On trouve encore beaucoup de graisse entre l'aponeurose et le muscle, qui descend sous l'arcade zygomatique.

§. 246.

SYNONYMES. Inferioris maxillæ primus alterius lateris musculus, VESAL. de C. H. F. L. II. c. 15. p. 202. Tab. IV. Γ. *Temporalis*, EUSTACHIUS, T. XXVIII. b. b. XXX. 10. ARANT. Obs. anat. c. 28. COLUMB. de R. an. L. V. c. 11. CASSERIUS, L. IV. T. I. f. 1. L. fig. 4. H. SPIEGEL, de C. H. F. L. IV. c. 5. p. 93. *Id. s. Crotaphita*, RIOLAN, Anthrop. L. V. c. 15. BIDLOO, Tab. XII. fig. 5.

K. M. N. Cowper, anat. eod.; appendix, Tab.
VIII. fig. 33. L. Myotom. c. 18. Tab. 23. 24. 31.
Santorini Obs. anat. c. 1. §. 37. Tab. I. B. *ej.*
XVII. Tab.; Tab. I. C. *Le Crotaphite*, Wins-
low, Tr. des muscl. §. 733. Gautier, Ess.
d'anat. Tab. II. 25. *Temporalis*, Albini, H. M.
L. III. c. 21. *ej.* Tab. musc. II. i. VI. A. XII.
fig. 12. 13. Courcelles M. cap. p. 53. Tab. II.
U. Jadelot, Tab. IV. 5. *Der Schlaf-Muskel*,
Bahrdt, Tab. XVII. fig. 4.5. 6. Loder, Tab.
XXVII. 7. XXXIII. fig. 12. 13.

<h2 style="text-align:center">§. 247.</h2>

ATTACHES. Le muscle lui - même présente
aussi deux différentes couches. La première commence avec l'aponeurose, et descend sur le reste
du muscle. La seconde, qui est profonde, provient de toute la fosse temporale. Toutes les
fibres musculaires descendent en forme de rayons
sous l'arcade zygomatique vers l'apophyse coro-
noïde de la machoire inférieure.

Avant son passage par l'arcade, il forme son
tendon, qui commence par un arc de cercle et
dont le trajet sous l'arcade, est garni de beaucoup de graisse; il s'attache enfin aux deux surfaces de l'apophyse susdite.

<h2 style="text-align:center">§. 248.</h2>

USAGES. Il lève la machoire inférieure, la
serre contre la supérieure, et la tire en arrière,
quand elle est portée devant la supérieure.

XXI. LE MASSETER.

§. 249.

SYNONYMES. Secundus maxillæ inferioris musculus, VESAL. de C. H. F. L. II. c. 15. p. 202. T. IV. △. *Masseter*, EUSTACHIUS, Tab. XXVIII. 1. XXX. r. *Id.* s. *Mansorius*, COLUMB. de R. an. L. V. c. 11. *Id.* s. *Tertius maxillæ inferioris*, CASSERIUS, Lib. IV. Tab. I. fig. 4. I. SPIEGEL, de C. H. F. L. IV. c. 5. p. 94. RIOLAN. Anthrop. L. V. c. 15. BIDLOO T. XII. f. 4. O. COWPER anat. ib. ; appendix, T. VIII. fig. 33. N. Myot. c. 18. Tab. 23. 31. WINSLOW, Tr. des muscl. §. 729. GAUTIER, Ess. d'anat. T. II. 26. *Masseter*, ALBINI H. M. L. III. c. 20. EJ. Tab. M. I. V. — Y. IX. XII. fig. 20. COURCELLES, M. cap. p. 52. Tab. II. N. JADELOT, Tab. III. 17. XI. fig. I. 14. *Der Kaumuskel*, BAHRDT, Tab. XVII. fig. 1. 2. 3. LODER, Tab. XXVI. 22. XXXIII. fig. 20. 21. 22.

§. 250.

ATTACHES. Le muscle situé sur la surface externe de la branche de la machoire inférieure, est composé de deux couches qui se croisent.

La première provient par des fibres tendineuses de la partie antérieure du bord inférieur de l'arcade zygomatique; elle forme un plan rhomboïdal, qui descend en arrière, et qui s'attache au bord inférieur de la machoire inférieure, jusqu'à l'angle.

La seconde vient de la partie postérieure de l'arcade zygomatique, par des fibres musculaires. elle descend derrière la première en avant, et s'attache à la surface externe de la branche de la machoire inférieure, jusqu'au bord inférieur de cet os.

§. 251.

USAGES. Il lève la machoire inférieure, la porte devant la supérieure, et serre les dents.

CINQUIÈME LEÇON.

SECTION I.

MUSCLES SOUS LA MACHOIRE.

§. 252.

PRÉPARATION. La machoire inférieure est encore levée par deux autres muscles, qui sont cachés sous et derrière elle. Pour les bien appercevoir, sciez la machoire inférieure au bord antérieur des deux muscles masseter; la partie antérieure de la machoire étant ainsi séparée, repliez la branche d'un côté en dehors, et vous parviendrez aux deux ptérygoïdiens. Il est possible, mais incommode, de faire voir ces muscles, en reclinant la tête sans scier l'os.

Les deux muscles sont:

I. Le Ptérygoïdien interne. §. 253.
II. Le Ptérygoïdien externe. §. 256.

I. LE PTERYGOÏDIEN INTERNE.

§. 253.

Synonymes. Tertius maxillæ inferioris musculus VESAL. de C. H. F. L. II. c. 15. p. 203. T. VI. D. *Pterygoïdeus internus*, EUSTACHIUS, Tab. XXIX. F.

M.

M. max. infer. in ore latitans, COLUMB. de R. an. L. V. c. 11. *Quintum par maxillæ inferioris abducens*, SPIEGEL, de C. H. F. L. IV. c. 5. p. 94. *Pterygoideus s. Masseter internus*, RIOLAN, anthrop. L. V. c. 15. COWPER, anat. appendix. T. VIII. fig. 35. B. Myot. 1724. c. 18. Tab. 31. *Le grand Pterygoïdien ou Pterygoïdien interne*, WINSLOW, Tr. des muscles, §. 743. GAUTIER, Ess. d'anat. T. II. 29. *Pterygoideus internus*, ALBINUS, H. M. L. III. c. 69. *ej.* Tab. M. III. IV. r. XII. fig. 15. 17. JADELOT, Tab. XII. fig. II. 1. *der innere Flügel-Muskel*, BAHRDT, Tab. XVII. fig. 10. 11. LODER, Tab. XXXIII. fig. 15. 16.

§. 254.

ATTACHES. Il occupe toute la fosse pterygoï-dienne, et en tire son origine par de fortes fibres tendineuses, qui se changent bientôt en muscu-laires, et forment un muscle fort, qui descend en dehors, le long de la surface interne de la branche de l'os maxillaire inférieur, et s'attache enfin à l'angle et bord inférieur de cet os. Il est placé intérieurement de la même manière, que le masseter l'est à la surface externe.

§. 255.

USAGES. Il lève la machoire inférieure, et la porte en arrière. Il attire l'angle de la machoire en dedans, et produit ainsi les mouvemens laté-raux de cet os.

I

II. LE PTERYGOÏDIEN EXTERNE.

§. 256.

SYNONYMES. EUSTACHIUS, Tab. XLI. fig. 13. Δ *Novum par maxillæ*, FALLOPP. Obs. an. p. 712. *Quartum par maxillæ inferioris, Pterygoideum, abducens*, SPIEGEL, de C. H. F. L. IV. c. 8. p. 94. *Pterygoideus externus*, RIOLAN, Anthrop. L. V. c. 15. COWPER, Myot. 1724. c. 18. Tab. 24. 31. *Le petit Pterygoïdien*, ou *Pterygoïdien externe*, WINSLOW, Tr. des muscles, §. 746. GAUTIER, Ess. d'anat Tab. II. 29. *Pterygoideus externus*, ALBINI H. M. L. III. c. 70. *ej.* Tab. M. II. A. III. XII. fig. 15. 16. COURCELLES, M. cap. p. 79. Tab. III. B. JADELOT, Tab. XI. fig. VII. 11. *der äussere Flügelmuskel*, BAHRDT, T. XVII. fig. 9. 11. LODER, Tab. XXXIII. fig. 15. 17.

§. 257.

ATTACHES. Il occupe la fosse pterygo-palatine, dans laquelle il naît par des fibres tendineuses au commencement de la surface externe de l'aile pterygoïdienne extérieure. Il s'en éloigne dans une direction presqu'horizontale pour se rendre à la fossette, située à la surface antérieure de l'apophyse condyloïde de la machoire inférieure dans laquelle il se termine par un tendon fort. Il a une figure pyramidale ; sa large base est attachée à l'aile, et il se rétrécit vers la machoire.

§. 258.

USAGES. Il tire le condyle en dedans , et tourne par-là le menton du côté opposé. Il est le principal agent de la trituration qu'on fait pendant la mastication, en causant les mouvemens latéraux de la machoire Les deux pterygoïdiens externes font glisser la machoire inférieure sur la supérieure.

SECTION II.

ARTICULATION DE LA MACHOIRE INFÉRIEURE.

§. 259.

L'Ostéologie fait connoître que le condyle de la machoire inférieure répond à la cavité glénoïdienne de l'os des tempes. Cette articulation est composée de la manière suivante :

I. Le Ligament capsulaire. §. 260.

II. L'Intérieur de l'articulation. §. 263.

III. Le Cartilage intermédiaire. §. 266.

IV. Le Ligament latéral. §. 270.

I. LE LIGAMENT CAPSULAIRE.

§. 260.

SYNONYMES. Membrana articularis, WEITBRECHT, Synd. p. 81. Tab. VIII. fig. 32. LODER, Tab. XVI fig. 13.

§. 261.

Après avoir séparé la glande parotide, on

parvient à la capsule, composée de fibres aponeurotiques, qui prennent leur origine de la
racine transversale de l'apophyse zygomatique de
l'os des tempes, de la racine postérieure de la
même apophyse, et de la fente de Glaser; celles
qui viennent du bord antérieur de la racine transversale, sont peu nombreuses. La capsule descend
delà au col de l'apophyse condyloïde, qu'elle
entoure. La fossette qui se trouve à la face antérieure du col, étant occupée par le tendon du
muscle ptérygoïdien externe, la capsule y est
attachée plus haut, qu'à la surface postérieure,
et couverte d'ailleurs par le tendon, de sorte
qu'il faut séparer tout-à-fait le muscle, pour voir
la totalité de la capsule.

§. 262.

USAGES. Les os qui forment cette articulation,
sont retenus dans leur situation respective par
ce ligament, qui renferme aussi l'humeur syno-
viale.

II. L'Intérieur de l'Articulation.

§. 263.

En ouvrant le ligament capsulaire par une
incision transversale, l'intérieur de l'articulation
se découvre. On y observe que la cavité glenoï-
dienne, et la racine transversale, située devant
elle, sont garnies d'un *cartilage*, et que la racine

transversale fait par conséquent une partie de l'articulation , de même que la cavité.

§. 264.

Le condyle de la machoire inférieure est également garni d'un cartilage.

§. 265.

L'appareil synovial de cette articulation est placé en trois endroits , l'un dans la cavité glénoïdienne, l'autre dans la fossette, située à la surface antérieure du col de la machoire, et le troisième entre les tuniques du cartilage intermédiaire.

III. LE CARTILAGE INTERMÉDIAIRE.

§. 266.

Le condyle de la machoire inférieure ne touche pas à la cavité, dans laquelle il se meut; mais il y a un *cartilage intermédiaire* (*h*), qu'on appelle *meniscoïdea*, de la ressemblance qu'on lui suppose avec un croissant. Par ce cartilage, la cavité de l'articulation est divisée en deux moitiés, une supérieure et une inférieure.

On observe d'abord, que le ligament capsulaire ne va pas de l'os des tempes à la machoire, mais qu'en venant de l'os des tempes, il se porte au bord externe du cartilage, et du cartilage à la machoire.

(*h*) COLUMB. de R. anat. L. II. c. 4.

§. 267.

Les deux surfaces du cartilage sont couvertes chacune par une membrane subtile, qui recouvre en même temps la surface interne du ligament capsulaire, de manière que celle qui tapisse la moitié supérieure de l'articulation, se termine au bord de la cavité glénoïdienne, et que la membrane que tapisse la moitié inférieure de l'articulation, se termine au col du condyle.

§. 268.

Le cartilage intermédiaire lui-même, est ovale, son grand diamètre est en travers; il est plus épais à sa circonférence, et s'amincit vers son milieu; il est encore très-mince aux deux extré-mités du grand diamètre, ce qui fait dire qu'il forme un anneau, composé de deux cartilages, un antérieur et un postérieur.

§. 269.

SYNONYMES. Ligamenta cartilaginis intermedia, WEITBRECHT, Synd. p. 79. Tab. VIII. fig. 32. LODER, Tab. XVI. fig. 11. 12

IV. LE LIGAMENT LATÉRAL.

§. 270.

Cette bande ligamenteuse provient de la partie postérieure de la cavité glénoïdienne de l'os des tempes; elle descend au bord postérieur de la branche de la machoire inférieure, et s'attache à la surface interne de cette branche à côté du trou maxillaire interne. Les vaisseaux et nerfs maxillaires inférieurs passent entre le ligament et la branche, pour entrer dans le trou.

§. 271.

SYNONYMES. *Ligamentum maxillæ laterale ;* WEITBRECHT, Synd. p. 82. Tab. VIII. fig. 32. LODER, Tab. XVI. fig. 13.

JEU DE LA MACHOIRE INFÉRIEURE.

§. 272.

Pendant les petits mouvemens de la machoire inférieure, son condyle ne sort pas de la cavité glénoïdienne; mais il s'avance sur la racine transversale de l'apophyse zygomatique, lorsqu'on ouvre fortement la bouche, ou qu'on porte la machoire inférieure devant la supérieure.

Le cartilage intermédiaire qui suit le condyle dans son jeu, en augmente la mobilité et favorise sa rentrée dans la cavité, lorsqu'il est porté jusques sur la racine de l'apophyse.

SECTION IV.

MUSCLES ANTÉRIEURS DE LA COLONNE VERTÉBRALE.

§. 273.

PRÉPARATION. Pour voir ces muscles situés à la face antérieure des vertèbres du cou, il faut couper les muscles qui appartiennent à la langue, à l'os hyoïde et au pharynx, et emporter les

les parties molles du cou. A cet effet on scie les clavicules à un pouce du sternum, et on coupe les cartilages des côtes, pour séparer le sternum et les cartilages des côtes du tronc. Ensuite on détache et on enlève le larynx, le pharynx, la trachée artère et les poumons ensemble, pour les mettre de côté.

§. 274.

Les muscles qui se présentent alors, sont:

I. Le Long du cou. §. 275.

II. Le Droit antérieur long. §. 279.

III. Le Droit antérieur court. §. 282.

IV. Le Droit latéral. §. 285.

V. Le Scalène antérieur. §. 288.

VI. Le Scalène moyen. §. 291.

VII. Le Scalène postérieur. §. 294.

VIII. Les Transversaires antérieurs du cou. §. 297.

IX. Les Transversaires postérieurs du cou. §. 301.

I. LE LONG DU COU.

§. 275.

SYNONYMES. Une portion du *Primum par dorsum moventium,* VÉSAL. de C. H. F. L. II. c. 38. p. 244. Tab. VIII. A. B. *Longus colli,* EUSTACHIUS T. XXXVIII. d. *Cervicem flectens primum par, longus colli,* CASSERIUS, L. IV. Tab. 2. fig. 1. P. SPIEGEL de C. H. F. L. IV. c. 7. p. 99.

RIOLAN, Anthrop. L. V. c. 22. *Qui a quintæ thoracis vertebræ margine provecti, in primæ colli vertebræ eminenti medio inseruntur*, BIDLOO, Tab. XVIII. A. *Longus colli*, COWPER, anat. eod.; Myot. 1724. c. 23. Tab. 3. 44. *Le long du col*, WINSLOW, Tr. des muscles, §. 661. *Le long fléchisseur du col*, GAUTIER, Ess. d'an. T. VIII. 71. *Longus colli*, ALBINUS, H. M. L. III. c. 137. ej. Tab. M. IV. in collo, t. — z. XVI. fig. 6. *Longissimus colli*, JADELOT, Tab. VI. 9. *der lange Halsmuskel*, BAHRDT, T. XIX. fig. 9. 10. Synt. T. II. LODER, Tab. XXXVII. fig. 6. 7.

§. 276.

ATTACHES. Ce muscle situé sur les corps, et aux apophyses transverses des vertèbres du cou, est composé de deux portions.

La portion supérieure est en partie couverte par le muscle suivant. Elle prend son origine du tubercule de l'atlas et des corps des trois vertèbres suivantes, par des fibres tendineuses. Ces fibres deviennent charnues en descendant, et forment un muscle qui se termine par six tendons aux apophyses transverses de la seconde jusqu'à la septième vertèbre du cou.

§. 277.

La portion inférieure commence aussi par des tendons, qui sont attachés aux mêmes apophyses, la septième exceptée, et qui se convertissent peu après en chefs musculeux, dont la réunion forme un muscle, qui passe sur le corps de la dernière vertèbre du cou, et des trois quelquefois quatre vertèbres supérieures du dos, où il se termine par autant de tendons.

§. 278.

USAGES. Il fléchit le cou et la tête en avant, et un peu sur le côté, si un seul agit.

II. LE DROIT ANTÉRIEUR LONG.

§. 279.

SYNONYMES. L'autre portion du *Primum par dorsum moventium*, VESAL. de C. H. F. L. II. c. 38. p. 244. Tab. VIII. A. B. *Rectus internus major capitis*, EUSTACHIUS, T. XXXII. t. XXX. T. XXXVIII. c. *Externus, qui cum mastoïdeo caput flectit*, RIOLAN. Anthrop. L. V. c. 21. *Recti interni majores*, BIDLOO, T. XVIII. L. COWPER, anat. eod. Myot. 1724. c. 22. Tab. 3. 43. *Le droit antérieur long*, WINSLOW, Tr. des muscles, §. 630. *Le grand droit antérieur*, GAUTIER, Ess. d'anat. T. VIII. 67. *Rectus capitis internus major*, ALBINI, H. M. L. III. c. 136. *ej.* Tab. M. III. in collo Γ; XVI. fig. 19. *der innere grössere gerade Kopfmuskel*, BAHRDT, Tab. XIX. fig. 6. 7. Synt. Tab. II. LODER, Tab. XXXVII. fig. 18. 19.

§. 280.

ATTACHES. Il couvre le bord extérieur du précédent.

Son origine est à l'apophyse basilaire de l'os occipital par des fibres tendineuses courtes, qui se changent bientôt en un muscle mince. Ce muscle se divise en descendant en quatre chefs, dont les extrémités tendineuses s'attachent aux apophyses transverses des troisième, quatrième, cinquième et sixième vertèbres du cou.

§. 281.

USAGES. Il fléchit la tête en avant, et de côté.

III. LE DROIT ANTÉRIEUR COURT.

§. 282.

SYNONYMES. Rectus internus minor capitis, EUSTACHIUS, T. XXXVIII. b. COWPER, anat. appendix, Tab. IV. fig. 5. H. Myotom. 1724. c. 22. Tab. 24. 43. *Le droit antérieur court*, WINSLOW, Tr. des muscles §. 832. *Le petit droit antérieur*, GAUTIER, Ess. d'anat. Tab. VIII. 68. *Rectus capitis internus minor*, ALBINI H. M. L. III. c. 138. *ej.* Tab. M. XVII. fig. 6. *der innere kleinere gerade Kopfmuskel*, BAHRDT, Tab. XIX. fig. 8. LODER, Tab. XXXVIII. fig. 6.

§. 283.

ATTACHES. Il est situé au côté extérieur du précédent, et en est en partie couvert.

Il vient par des fibres très-peu tendineuses d'une fossette située entre l'apophyse condyloïdienne et le commencement de l'apophyse basilaire de l'os occipital; delà il descend charnu en dehors, et s'attache par des fibres derechef tendineuses à l'apophyse transverse et l'arc antérieur de l'atlas.

J'ai vu manquer une fois ce muscle au côté droi:

§. 284.

USAGES. Comme au précédent.

IV. LE DROIT LATÉRAL.

§. 285.

SYNONYMES. Qui a processu transverso primæ vertebræ ascendit in caput, FALLOPP. Obs. anat. p. 716. *Rectus lateralis capitis,* EUSTACHIUS, T. XXXVIII. a. COWPER, anat. appendix, Tab. IV. fig. 8. G. Myot. 1724. c. 22. Tab. 24. 44. *Le premier Transversaire antérieur,* WINSLOW, Tr. des musc. §. 634. *Le droit latéral,* GAUTIER, Ess. d'anat. T. VIII. 69. *Rectus lateralis,* ALBINI H. M. L. III. c. 139. *ej.* Tab. M. XVII. fig. 5. *Der gerade Seitenmuskel des Kopfes,* BAHRDT, Tab. XIX. fig. 5. LODER, Tab. XXXVIII, fig. 5.

§. 286.

ATTACHES. Il est situé à l'extrémité entre la tête et l'atlas.

A l'os occipital il occupe l'intervale qui se trouve entre le condyle et l'épine jugulaire, et se porte jusqu'à l'extrémité de l'apophyse transverse de l'atlas. Ses fibres partout charnues, sont légèrement tendineuses à leur insertion aux os.

§. 287.

USAGES. Il incline la tête vers son côté.

V. LE SCALÈNE ANTÉRIEUR.

§. 288.

SYNONYMES. Une portion du *Tertius et quartus dorsum moventium*, VESAL. de C. H. F. L. II. c. 38. p. 245.T. VII. G. VIII. C. *Septimus thoracis musculus*, FALLOPP. Obs. anat. p. 719. *Scalenus prior*, EUSTACHIUS, Tab. XXXIII. a. Une portion du *Secundum par, cervicem moventium*, s. *Triangularis*, CASSERIUS, Lib. IV. Tab. 2. fig. 2. H. SPIEGEL, de C. H. F. L. IV. c. 7. p. 99. Celui-ci et le suivant *Scalenus*, RIOLAN. Anthrop. L. V. c. 22. *Primus Scalenus*, BIDLOO T. XVIII. B. COWPER anat. eod. ; Myot. 1274, c. 19. Tab. III. VI. XXXIII. 74. *La portion antérieure du premier Scalène*, WINSLOW, Tr. des muscl. §. 576. *La première partie du Scalène*, GAUTIER, Ess. d'anat. T. VIII. 70. *Scalenus prior et minimus*, ALBINI H. M. L. III. c. 131. EJ. Tab. M. III. XVI. fig. 11. JADELOT, Tab. V. 11. *Der vordere ungleich dreiseitige Muskel*, BAHRDT, Tab. XXI. fig. 1. Synt. Tab. II. LODER, Tab. XXXVII. fig. 11.

§. 289.

ATTACHES. Il est situé entre les vertèbres du cou et la première côte.

Des chefs tendineux, puis charnus, partent des apophyses transverses de la quatrième, cinquième et sixième (quelquefois aussi de la troisième,) vertèbres du cou. Ils se réunissent ensuite en un corps musculaire, qui s'attache au bord postérieur et à la surface supérieure de la première côte près de son cartilage.

§. 290.

USAGES. Il tire le cou de son côté.

Les deux scalènes fléchissent le cou en avant; et lorsque la colonne vertébrale est fixe, il lève la première côte ; il est donc un muscle auxiliaire de la respiration laborieuse.

VI. LE SCALÈNE MOYEN.

§. 291.

SYNONYMES. L'autre portion du *Tertius et quartus dorsum moventium*, VESAL. de C. H. F. l. c. c. *Octavus thoracis musculus*, FALLOPP. Obs. an. p. 719. *Scalenus medius*, EUSTACHIUS, Tab. XXVIII. A. A. L'autre portion du *Secundum par cervicem moventium*, seu *Triangularis*, CASSERIUS, L. IV. T. 2. fig. 2. H. SPIEGEL, de C. H. F. L. IV. c. 7. p. 99. *Scalenus tertius*, BIDLOO, T. XVIII. B. COWPER, anat. eod. Myot. 1724. c. 19. Tab. III. XXXIII. 76. *La portion postérieure du premier scalène*, WINSLOW, Tr. des musc. §. 577. Une portion de *la deuxième partie du scalène*, GAUTIER,

Ess. d'anat. Tab. VIII. N. *Scalenus medius*, ALBINI H. M. L. III. c. 134. *ej.* Tab. M. III. A. — E. V. a. — r. XVI, fig. 4. JADELOT, Tab. V. 12. *Scaleni portio media*, *Id.* Tab. IX. 8. *der mittlere ungleich dreiseitige Muskel*, BAHRDT, Tab. XXI. fig. 2. 3. Synt. Tab. I. II. LODER, Tab. XXXVII. fig. 4. 5.

§. 292.

ATTACHES. Il est situé entre les vertèbres du cou et la partie postérieure de la première côte. Les vaisseaux et nerfs du bras passent entre lui et le précédent muscle.

Il vient par sept tendons des apophyses transverses de toutes les vertèbres du cou. Ces tendons devenus musculaires, se réunissent en un corps, qui s'attache au bord postérieur et à la surface supérieure de la première côte, du côté des vertèbres.

§. 293.

USAGES. Semblable au précédent.

VII. LE SCALÈNE POSTÉRIEUR.

§. 294.

SYNONYMES. Nonus thoracis, FALLOPP. Obs. anat. p. 719. *Scalenus posticus*, EUSTACHIUS, T. XXXVII. f. *Scalenus secundus*, BIDLOO, Tab. XVIII. B. COWPER, anat. eod. ; Myot. 1724. c. 19. Tab. III. V. XXXIII. 75. *Le second scalène*, WINSLOW, Tr. des musc. §. 578. Une portion

de la *deuxième partie du scalène*, GAUTIER, Ess.
d'anat. T. VIII. N. *Scalenus lateralis et posticus*,
ALBINI H. M. L. III. c. 133. et 135. *ej.* Tab. M. VII.
F. G. H. XVI. fig. 12. *Scaleni portio postica*,
JADELOT, Tab. IX. 9. *der hintere ungleich drei-
seitige Muskel*, BAHRDT, Tab. XXI. fig. 4. Synt.
Tab. IV. LODER, Tab. XXXVII. fig. 12.

§. 295.

ATTACHES. Entre les vertèbres inférieures du
cou, et la seconde côte. Les vaisseaux et nerfs
de l'omoplate passent entre ce muscle et le précédent. Ses chefs qui viennent des apophyses
transverses de la cinquième, sixième et septième
vertèbres du cou, sont plus petits et plus long
temps tendineux, que ceux des muscles précé-
dents; ils sont ensuite convertis en chair, et
donnent par leur union un muscle large, qui
passe derrière la première côte; pour s'attacher à
la partie postérieure du bord postérieur de la
seconde côte.

§. 296.

USAGES. Il tire le cou de côté; ou lève sa
côte. La flexion du cou en avant ne peut pas
être produite par les deux scalènes postérieurs,
parce que leur situation est trop oblique.

VIII.

VIII. LES TRANSVERSAIRES ANTÉRIEURS DU COU.

§. 297.

PRÉPARATION. Il faut séparer d'un côté tous les scalènes ; alors on trouve les muscles en question , au nombre de six, chacun entre une vertèbre du cou et sa suivante.

§. 298.

SYNONYMES. *Intertransversales* , COWPER , Myot. 1724. c.23. Tab. XXIII. 101. XLIV. *Les petits transversaires du col*, WINSLOW, Tr. des musc. §. 677. *Intertransversarii priores colli* , ALBINI H. M. L. III. c. 140. *ej.* Tab. M. IV. XVI. fig. 8. *Die vordern Zwischen-Queermuskeln des Halses*, BAHRDT, Tab. XXII. fig. 1. 2. Synt. Tab. II. LODER, Tab. XXXVII. fig. 8.

§. 299.

ATTACHES. Chacun de ces petits muscles va charnu du tubercule antérieur de l'apophyse transverse d'une vertèbre du cou à la même partie de la vertèbre , située immédiatement au - dessous.

§. 300.

USAGES. Chacun approche les vertèbres entre lesquelles il est situé. L'action réunie de tous, tire donc le cou de leur côté.

K

IX. LES TRANSVERSAIRES POSTÉRIEURS DU COU.

§. 301.

SYNONYMES. Intertransversarii posteriores colli ALBINI H. M. L. III. c. 141. *ej.* Tab. M. VIII. XVI. fig. 9. *Die hintern Zwischen - Queermuskeln des Halses*, BAHRDT, Tab. XXII. fig. 3. Synt. Tab. V. LODER, Tab. XXXVII. fig. 9.

§. 302.

ATTACHES. USAGES. Ces muscles semblables aux précédens, sont situés entre les tubercules postérieurs des apophyses transverses des deux vertèbres du cou, qui se suivent.

Ils ont le même usage.

§. 303.

OBSERVATION. Il n'y a point de muscles aux vertèbres dorsales et lombaires, qui soient semblables à ceux (I. — IX.), que nous venons de voir; aussi la partie cervicale de la colonne vertébrale est beaucoup plus mobile que sa partie inférieure. La structure, tant des vertèbres cervicales, que de leurs ligamens, y répond parfaitement. Les surfaces supérieure et inférieure du corps de ces vertèbres, ne sont pas plattes comme le sont celles des vertèbres dorsales ou lombaires; mais la surface inférieure qui est convexe, est reçue dans la concavité de la surface supérieure. D'un autre côté les ligamens intervertébraux sont rélativement beaucoup plus épais entre les vertèbres cervicales, qu'entre celles qui leur sont inférieures, et les ligamens articulaires y sont moins serrés. Il en résulte que la structure des organes, et les forces qui leur sont appliquées, procurent un mouvement beaucoup plus étendu à la partie de la colonne vertébrale, voisine de la tête, à qui la nature a confié le gouvernement du reste du corps.

SECTION IV.

MUSCLES SOUS LA POITRINE.

LE TRIANGULAIRE DU STERNUM.

§. 304.

SYNONYMES. Sextus thoracem moventium, VÉ-SAL. de C. H. F. L. II. c. 35. Tab. VIII. *Triangularis,* RIOLAN, Anthrop. L. V. c. 31. *Musculosi fasciculi, triangulari linea circumscripti,* BIDLOO, T. XXVI. B. *Triangulares,* COWPER, anat. eod.; Myot. 1724. c. 19. Tab. III. XXXIII. 77. *Sternocostales,* VERHEYEN, anat. Tab. I. p. 352. *Les sterno-costaux,* communément *le Triangulaire du sternum,* WINSLOW, Tr. des musc. §. 598. *Triangularis sterni,* ALBINI H. M. L. III. c. 82. ej. Tab. M. III. x. XIV. fig. 1. *Der dreiekigte Brustmuskel,* BAHRDT, Tab. XXIII. fig. 1. LO-DER, T. XXXVIII. fig. 7.

§. 305.

ATTACHES. Ce muscle étendu à la surface postérieure de la partie de la poitrine enlevée d'après §. 273., présente beaucoup de variétés.

Il vient la plupart quatre chefs de l'extrémité antérieure de la seconde, troisième, quatrième et cinquième côte, et de leurs cartilages. Ces chefs, au commencement tendineux, deviennent peu après musculeux. Ils descendent vers le sternum, les supérieurs dans une direction oblique, les inférieurs plutôt dans une direction horizontals. Près le sternum, ils se réunissent en un muscle, dont la partie inférieure est derechef tendineuse, se termine au bord du sternum, et au cartilage xiphoïde. Il y a des connexions avec le muscle transverse du bas-ventre.

§. 306.

USAGES. D'après la direction de leurs fibres, ces muscles abaissent les cartilages des côtes. Toutefois l'action en est peu considérable, attendu la foiblesse des muscles, et le peu de mobilité des parties, auxquelles ils sont attachés.

SIXIÈME LEÇON.

SECTION I.

LIGAMENS DU STERNUM.

§. 307.

LE sternum séparé du tronc, (§. 273.) offre plusieurs classes de ligamens

1. Entre l'extrémité sternale de la clavicule, et le sternum.

    I. Le ligament interclaviculaire. §. 308.

    II. Le ligament capsulaire. §. 310.

    III. Le cartilage intermédiaire. §. 313.

    IV. Le ligament rhomboïdal. §. 316.

2. V. Les ligamens entre les côtes et le sternum. §. 319.

3. VI. Les ligamens entre les cartilages des côtes. §. 321.

4. VII. La membrane du sternum. §. 323.

5. VIII. Les ligamens du cartilage xiphoïde. §. 325.

I. LE LIGAMENT INTERCLAVICULAIRE.

§. 308.

SYNONYMES. WINSLOW, Tr. des os fr. §. 253.

Ligamentum interclaviculare, WEITBRECHT, Synd.
p. 12. Tab. I. fig. 1. 2. LODER, Tab. XVIII.
fig. 2.

§. 309.

STRUCTURE. Il est tendu entre l'extrémité
sternale d'une clavicule à l'autre.

Il est composé de beaucoup de fibres, situées
dans l'échancrure de la portion supérieure du
sternum, et courbées comme l'échancrure elle-
même. Tantôt le ligament remplit toute l'échancrure, tantôt il en est éloigné, cet espace forme
un petit vuide, qui est alors rempli par le tissu
cellulaire, entre lequel des fibres tendineuses
passent de l'os dans le ligament. Il s'étend des
deux côtés par dessus l'articulation de la clavicule,
et communique au-delà avec le tendon du muscle
sterno-cléido-mastoïdien.

Il paroît affermir l'articulation des deux clavicules avec le sternum.

II. LE LIGAMENT CAPSULAIRE.

§. 310.

SYNONYMES. WINSLOW, Tr. des os fr. §. 252.
345. *Connexio claviculæ cum sterno*, WEITBRECHT,
Synd. p. 13. Tab. I. fig. 1. 2. LODER, T. XVIII. fig. 2.

§. 311.

STRUCTURE. La clavicule est articulée avec le
sternum par une capsule forte, courte et double

dont la couche externe est composée de fibres, qui passent en quantité d'un os à l'autre. Elles couvrent l'articulation tout-à-fait, excepté extérieurement, où la clavicule touche le cartilage de la première côte; en cet endroit la capsule **est** plus mince.

§. 312.

Lorsqu'ensuite on coupe cette capsule en deux endroits, le premier à l'échancrure du sternum, de dedans en dehors; le second à l'union de la clavicule, avec la première côte, faisant l'incision près la clavicule de dehors en dedans : on trouve entre la clavicule et le sternum un *cartilage intermédiaire*, retenu dans la couche interne de la capsule. Cette couche interne qui commence à l'échancrure claviculaire du sternum, ne passe pas de suite à la clavicule, mais au cartilage intermédiaire, et delà à la clavicule.

III. LE CARTILAGE INTERMÉDIAIRE.

§. 313.

SYNONYMES. WINSLOW, Tr. des os fr. §. 247. *Cartilago interarticularis*, WEITBRECHT, p. 14. Tab. I. fig. 3. LODER, Tab. XVIII. fig. 5.

§. 314.

STRUCTURE. Ce cartilage n'est pas dur, comme le sont communément ces parties, mais il est mol et tenace. Sa figure est à-peu-près triangulaire en ce qu'il est plus étroit à l'échancrure moyenne du sternum, et plus large vers le cartilage de la première côte. A ce bord, qui est l'externe ou la base du triangle, il est libre, et ne tient qu'au ligament capsulaire. Mais à sa partie étroite, ou à son sommet, il est attaché à la clavicule, et se continue dans le cartilage, qui couvre la facette articulaire de cet os.

§. 315.

L'échancrure du sternum, et l'extrémité de la clavicule, sont couvertes chacune par un cartilage lisse.

IV. LE LIGAMENT RHOMBOÏDAL.

§. 316.

SYNONYMES. Ligamentum rhomboïdes, WEIT-BRECHT, Synd. p. 15. Tab. I. fig. 1. 2. LODER, Tab. XVIII. fig. 2.

§. 317.

STRUCTURE. Son nom indique un ligament large, et placé obliquement. De la surface infé-rieure de la clavicule, il descend en dedans à la surface supérieure du cartilage de la première côte. Ses fibres antérieures se portent sur l'articulation de la clavicule avec le sternum.

§. 318.

USAGES. Il paroît destiné à s'opposer à l'action

du muscle sterno-cléïdo-mastoïdien, qui pourroit déranger la clavicule dans sa situation.

V. LIGAMENS ENTRE LES CÔTES ET LE STERNUM.

§. 319.

SYNONYMES. *Ligamentula radiata et transversa, et subjecta membrana capsularis*, WEITBRECHT, Synd. p. 118. Tab. XIV. fig. 49. LODER, Tab. XXIII. fig. 2.

§. 320.

STRUCTURE. Chaque cartilage d'une côte est lié au sternum par des fibres qui partent du cartilage comme centre en forme de rayons sur le sternum; celles des fibres qui sont transverses, passent d'un côté du sternum à l'autre.

On trouve sous ces fibres un *ligament capsulaire* très - mince.

VI. LIGAMENS ENTRE LES CARTILAGES DES CÔTES.

§. 321.

SYNONYMES. *Fibræ ligamentosæ*, WEITBRECHT Synd. p. 119. Tab. XIV. fig. 49. LODER, Tab, XVII. fig. 2.

§. 322.

STRUCTURE. Des fibres très-minces, la plupart perpendiculaires, d'autres obliques, passent du cartilage d'une côte au cartilage suivant.

VII. LA MEMBRANE DU STERNUM.

§. 323.

SYNONYMES. Membrana sterni, WEITBRECHT, Synd. p. 120. Tab XIV. fig. 49. XV. 50. LODER, Tab. XVIII. fig. 2. 3.

§. 324.

STRUCTURE. Une membrane propre, composée de fibres brillantes, qui vont le long du sternum, en couvre les deux surfaces. Chacune est fortement collée à l'os, et lui sert de périoste.

VIII. LIGAMENS DU CARTILAGE XIPHOÏDE.

§. 325.

SYNONYMES. Ligamenta cartilaginis ensiformis, WEITBRECHT, Synd. p. 121. Tab. XIV. fig. 49. LODER, Tab. XVIII. fig. 2.

§. 326.

STRUCTURE. Outre la membrane du sternum, qui couvre aussi le cartilage xiphoïde, il y a de chaque côté deux bandes ligamenteuses, qui passent obliquement du cartilage de la septième côte, au xiphoïde.

SECTION II.

MUSCLES SUPERFICIELS DU DOS.

§. 327.

PRÉPARATION. Le corps étant couché sur le ventre, on incise la peau le long des épines du dos, depuis l'épine occipitale externe, jusqu'à l'os sacrum; on la détache de dedans en dehors.

§. 328.

Les muscles du dos se trouvent de chaque côté dans l'ordre suivant :

I. Le Trapèze. §. 329.
II. Le grand Dorsal. §. 333.
III. Le Rhomboïde. §. 341.
IV. L'Angulaire. §. 345.
V. Le Dentelé postérieur supérieur. §. 349.
VI. Le Dentelé postérieur inférieur. §. 353.
VII. Le grand Dentelé. §. 357.

I. LE TRAPÈZE.

§. 329.

SYNONYMES. *Secundus scapulam moventium*, VESAL. de C. H. F. L. II. c. 26. p. 223. Tab. IX. E. F. H. I. G. *Cucullares*, EUSTACHIUS, Tab. XXVIII. C. C. XXIX. P. COLUMB. de R. an. L. V. c. 15. *Primus scapulæ, cucullaris*, CASSERIUS, L. IV. T. 14. A. SPIEGEL, de C. H. F. L. IV. c. 13. p. 116. *Trapesius*, RIOLAN,

Anthrop. L. V. c. 23. BIDLOO, Tab. XXVII.
A. — H. COWPER, anat. eod. ; Myot. 1724. c. 20.
Tab. VII. 42. *Le Trapêze*, WINSLOW, Tr. des
muscl. §. 140. GAUTIER, Ess. d'anat. Tab. V.
53. *Cucullaris*, ALBINI, H. M. L. III. c. 99.
ej. Tab. musc. V. B. — H. XVII. fig. 18. 19.
JADELOT, Tab. VII. 14. *Der Mönchs Kappen-
Muskel*, BAHRDT, Tab. I. fig. 1. Synt. Tab. I.
LODER, Tab. XXVIII. XXXVIII. fig. 17.

§. 330.

ATTACHES. Ce muscle et le suivant, occupent toute l'étendue du dos , immédiatement sous
la peau. Le trapèze prend son origine à l'épine
occipitale externe, au ligament cervical, à l'épine
de la dernière vertèbre du cou, et aux apophyses
épineuses de toutes les vertèbres du dos,
par des fibres très-peu tendineuses au commencement, à l'exception de deux endroits, où
elles forment de petites aponeuroses; l'une qui
est du côté de la seconde et troisième vertèbre
du dos, forme un demi-ovale, lequel joint à
celui du muscle correspondant, représente un
ovale entier; l'autre aponeurose, qui se trouve à
l'extrémité inférieure du muscle, est plus petite,
triangulaire, et fait un rhombe avec celle de l'autre
côté.

§. 331.

De cette origine les fibres musculaires gagnent
l'omoplate; le muscle est donc large au milieu ,

et pointu en haut et en bas ; ses fibres supérieures descendent, celles du milieu sont transverses, et les inférieures montent. Le muscle entier forme un plan mince, qui se termine par de fortes fibres tendineuses à la moitié postérieure de la clavicule, à l'acromion et à l'épine de l'omoplate. Cette extrémité forme donc le même angle aigu, qui est compris entre la clavicule et l'épine de l'omoplate.

§. 332.

USAGES. Le muscle entier tire l'omoplate et le bras transversalement en arrière. La partie supérieure abaisse l'omoplate.

II. Le grand Dorsal.

§. 333.

PRÉPARATION. Coupez les attaches du trapèze, au dos, séparez-le des chairs qu'il couvre, et laissez-le attaché à l'omoplate ; vous verrez le grand dorsal aux parties latérales et inférieures du dos.

§ 334.

SYNONYMES. *Quartus brachium moventium*, VESAL. de C. H. F. L. II. c. 23. p. 218. T. II. Γ. X. ⊖ *Latissimi dorsi*, EUSTACHIUS, Tab. XXVIII. H. XXIX. R. *Tertius humeri, abducens, latissimus, aniscalptor*, CASSERIUS, L. IV. Tab. 14. G. SPIEGEL, de C. H. F. L. IV. c. 14. p. 118.

RIOLAN, Anthrop. L. V. c. 24. BIDLOO, Tab.
XXVII. K. COWPER, anat. eod. Myot. 1724. c. 25.
Tab. VII. 48. *Le grand dorsal*, WINSLOW, Tr. des
musc. §. 193. GAUTIER, Ess. d'anat. Tab. XIII.
99. *Latissimus dorsi*, ALBINUS, H. M. L. III.
c. 100. *ej.* Tab. M. V. P. — S. IX. ℥ A. — F.
XVIII, fig. 1. JADELOT, Tab. VII. 19. *der breiteste Rukken-Muskel*, BAHRDT, Tab. II. fig. 6.
7. 8. Synt. Tab. I. LODER, Tab. XXVIII.
XXXIX. fig. 1. 25.

§. 335.

ATTACHES. Ce muscle, qui forme un plan
vaste et mince, et qui s'étend sur les deux tiers
inférieurs du dos, provient des épines des sept
vertèbres inférieures du dos, de toutes celles des
lombes, de l'os sacrum, de la partie postérieure
de la crête de l'os des îles, et des onzième,
dixième et neuvième côtes; il est rare que la
douzième côte soit assez longue, pour que ce
muscle puisse s'y attacher aussi.

§. 336.

La partie attachée aux vertèbres du dos y
tient par des fibres tendineuses et minces,
qui se forment bientôt en musculeuses, vont en
travers sur le dos en dehors, passent sur l'angle
inférieur de l'omoplate, et montent ensuite au
bras.

§. 337.

La partie inférieure du muscle qui provient

des vertèbres lombaires, de l'os sacrum, et de celui des îles, est formée par une forte aponeurose, qui monte jusqu'aux côtes, et s'y change en un plan musculeux. lequel monte par dessus les côtes, et se dirige enfin vers le bras.

§. 338.

La partie latérale du grand dorsal, qui vient des côtes, s'y attache par trois chefs charnus, qui alternent avec les chefs inférieurs du muscle oblique externe du bas-ventre, (§. 60); ces chefs se réunissent au plan qui monte sur les côtes.

§ 339.

A mesure que ce vaste muscle s'approche du bras, il devient étroit et épais ; il se termine enfin en un tendon large, qui s'attache au bras, de la manière que je dirai plus bas (§. 529.)

§. 340.

USAGES. Il tire le bras en arrière et en bas.

Mais lorsque ce membre est fixé, la contraction du muscle tend la peau de la partie inférieure du dos, et par la tension que son aponeurose éprouve en même temps , les muscles qu'elle recouvre, acquièrent plus de force.

Dans la même supposition enfin, le grand dorsal lève les côtes auxquelles il est attaché , et contribue au méchanisme de la respiration laborieuse.

III. LE RHOMBOÏDE.

§. 341.

SYNONYMES. Quartus scapulam moventium,
VÉSAL. de C. H. F. L. II. c. 26. p. 225. Tab. X.
T. *Rhomboideus major,* EUSTACHIUS, T. XXIX.
O. *R. minor,* Ib. N. MARTINE Comm. ad EUSTA-
CHII T. XXXIV. n. 3. *Tertius scapulæ, Rhomboïdes,*
CASSERIUS, L. IV. T. 14. D. SPIEGEL, de C.
H. F. L. IV. c. 13. p. 117. *Rhomboïdes,* RIOLAN.
Anthrop. L. V. c. 23. BIDLOO, T. XXVIII. A.
COWPER, anat. eod.; Myot. 1724. c. 20. Tab. 41.
42. *Le Rhomboïde,* WINSLOW, Tr. des muscl.
§. 148. GAUTIER, Ess. d'anat. T. V. 54. *Rhomboi-*
deus major et minor, ALBINI, H. M. L. III.
c. 101. et 102. *ej.* Tab. M. VI. p. — x. et m.
XVII. fig. 24. et 23.. JADELOT, Tab. VIII. 9.
der grössere und kleinere Rautenförmige Muskel,
BAHRDT, Tab. I. fig. 5. et 6. Synt. T. III. im
Stamme, B. I. LODER, Tab. XXVIII. XXXVIII.
fig. 23.

§. 342.

ATTACHES. Ce plan musculaire et mince,
qui est découvert depuis qu'on a enlevé le trapèze, est situé entre l'omoplate, et les vertèbres
cervicales. Il commence à la lèvre externe de
la base de l'omoplate par des fibres tendineuses courtes, il monte ensuite obliquement
vers le milieu du dos, pour s'attacher à la partie
infé-

inférieure du ligament cervical, à l'épine de la dernière vertèbre du cou, et à celles des quatre vertèbres supérieures du dos.

§. 343.

Il est communément divisé en deux parties; on appelle le *petit rhomboïde* celle, qui vient de la base de l'omoplate au‑dessus de l'épine de cet os, et l'inférieure qui vient de‑dessous l'épine de l'omoplate, est appellée le *grand rhomboïde*. Celle‑ci est un peu couverte par le grand dorsal.

§. 344.

USAGES. Il tire l'omoplate obliquement en arrière et en haut.

IV. L'ANGULAIRE.

§. 345.

SYNONYMES. Tertius scapulam moventium ; VESAL. de C. H. F. L. II. c. 26. p. 225. Tab. VI. K.; X. C. *Levator scapulæ,* EUSTACHIUS, Tab. XXVIII. B. XXIX. L. *Secundus scapulæ, levator,* CASSERIUS, L. IV. Tab. 14. C. SPIEGEL, de C. H. F. L. IV. c. 13. p. 116. *Levator s patientiæ musculus,* RIOLAN, Anthrop. L. V. c. 23. COW‑ PER, Myot. 1724. c. 20. Tab. 41. 42. *L'angulaire,* dit communément *Releveur propre,* WINSLOW, Tr. des muscles, §. 152. GAUTIER, Ess. d'anat. T. V. 55. *Levator scapulæ,* ALBINI H. M. L. III.

c. 105. *ej.* Tab. M. II. IX. XVI. fig. 13. 14. JADELOT, Tab. VIII. 7. *der Aufheber des Schul-terblattes*, BAHRDT, T. I. fig. 3. 4. Synt. T. I. LODER, T. XXVIII. 22. XXXVII. fig. 13. 14.

§. 346.

ATTACHES. Il est attaché à l'angle postérieur, et à la partie supérieure de la base de l'omoplate, par des fibres, qui, après une origine légère-ment tendineuse, forment un corps musculeux épais. Ce corps attaché d'abord au trapèze par le tissu cellulaire, et posé très-obliquement par-là, s'en détache ensuite, prend une direction plus droite, monte à côté des scalènes, et se di-vise vers le milieu de la nuque en trois ou quatre chefs, qui deviennent enfin tendineux, et s'at-tachent aux apophyses transverses des trois ou quatre vertèbres supérieures du cou.

§. 347.

USAGES. Il incline la tête et la nuque vers l'épaule, si l'omoplate est fixée.

§. 348.

Mais lorsque la nuque est fixe, l'angulaire élève l'angle postérieur de l'omoplate. Comme cepen-dant cet os est retenu au côté extérieur par la clavicule, et y soutient le poids du bras, il n'est pas levé parfaitement par l'angulaire. Mais tandis que le muscle lève l'angle postérieur de l'omo-plate, l'épine de cet os, qui fait un angle avec la clavicule , est abaissée vers le vertex de cet angle , qui devient plus aigu; le bras en est donc abaissé aussi.

V. Le Dentelé postérieur supérieur.

§. 349.

PRÉPARATION. Coupez le rhomboïde des épines , séparez-le du dedans en dohors , et laissez-le à l'omoplate.

§. 350.

SYNONYMES. Tertius thoracem moventium , VESAL. de C. H. F. L. II. c. 35. p. 237. Tab. XI. F. *Serratus posticus supérior ,* EUSTACHIUS , Tab. XXXVI. e. CASSERIUS, L. IV. T. 3. C. SPIEGEL, de C. H. F. L. IV. c. 8. p. 106. RIOLAN, Anthrop. L. V. c. 31. BIDLOO , T. XXVIII. I. COWPER, anat. eod. Myot. 1724. c. 21. Tab. 41. 42. *Le Dentelé postérieur supérieur ,* WINSLOW, Tr. des muscles, §. 582. GAUTIER, Ess. d'anat. Tab. XIII. 92. *Serratus posticus superior ,* ALBINI H. M. L. III. c. 103. *ej.* Tab. M. VI. a. — l. XVII. fig. 16. JADELOT, Tab. VIII. 8. *Der hintere obere Säge-Muskel ,* BAHRDT, Tab. XVIII. fig. 3. LODER, Tab. XXXVIII. fig. 15.

§. 351.

ATTACHES. Il commence par une aponeurose mince au ligament cervical, à l'épine de la dernière vertèbre du cou, et à celles des deux premières vertèbres du dos.

L 2

Cette aponeurose descend obliquement en dehors, et se change en une couche musculeuse et
mince, qui se divise sur les côtes en quatre
chefs, dont le premier se termine à la seconde
côte, le second à la troisième, le troisième à la
quatrième, et le quatrième à la cinquième.

§. 352.

USAGES. Il lève un peu les côtes ; il est donc
un des auxiliaires de la respiration.

VI. LE DENTELÉ POSTÉRIEUR INFÉRIEUR.

§. 353.

PRÉPARATION. Ce muscle est encore couvert
du grand dorsal. Pour y parvenir, il faut couper ce dernier dans sa partie charnue à un pouce
de distance de sa portion aponeurotique ; ensuite
il faut séparer la partie charnue du grand dorsal
vers le bras, et enfin la portion d'un pouce de
large, vers l'aponeurose.

§. 354.

SYNONYMES. Quintus thoracem moventium,
VESAL. de C. H. F. L. II. c. 35. p. 238. Tab. XI. △.
Serratus posticus inferior, EUSTACHIUS , Tab.
XXXVI. g. h. CASSERIUS, L. IV. T. 3. E. SPIE-
GEL, de C. H. F. L. IV. cap. 8. p. 106. RIOLAN.
Anthrop. L. V. c. 31. BIDLOO, Tab. XXVIII.
COWPER, anat. eod. ; Myot. 1724. c. 21. Tab. 41.
42. *Le dentelé postérieur inférieur,* WINSLOW,

Tr. des muscles, §. 584. GAUTIER, Ess. d'anat. T. XIII. 93 *Serratus posticus inferior*, ALBINI, H. M. L. III. c. 104. *ej.* Tab. M. VI. C. — L. XVII. fig. 17. JADELOT, Tab. VIII. 14 *Der hintere untere Sägemuskel*, BAHRDT, Tab. XV. fig. 3. Synt. Tab. III. LODER, Tab. XXXVIII. fig. 16.

§. 355.

ATTACHES. Il prend naissance de l'aponeurose du grand dorsal, (§. 337.) qui se fend en deux lames, qu'on peut séparer à quelques lignes de distance; la lame inférieure appartient au dentelé.

Cette aponeurose large se change ensuite en une couche charnue mince, qui monte obliquement en dehors vers les côtes, et s'y divise en quatre chefs. Le supérieur est le plus large, et s'attache à la neuvième côte, le second à la dixième, le troisième, qui est déjà assez petit, s'attache à l'onzième côte, et le quatrième à la douzième; ce dernier manque souvent.

§. 356.

USAGES. Il tire ces côtes en bas, et ne paroît servir que dans les inspirations très-laborieuses.

VIII. LE GRAND DENTELÉ.

§. 357.

PRÉPARATION. Dans la présente situation du cadavre (§. 327.), une partie de ce muscle est cachée sous l'omoplate, et l'autre se porte de dessous cette partie, par le côté en avant. Pour voir son ensemble il faut le séparer des côtes, en commençant par la base de l'omoplate, et continuant en avant.

§. 358.

SYNONYMES. Secundus musculus thoracem moventium, VESAL. de C. H. F. L. II. c. 35. p. 237. T. I. O. *Serratus magnus*, EUSTACHIUS, Tab. XXVIII. G. G. XXXIII. m. *Quintus scapulæ, serratus major*, CASSERIUS, L. IV. T. 18. D. SPIEGEL, de C. H. F. L. IV. c. 13. p. 117. *Serratus major*, RIOLAN, Anthrop. L. V. c. 31. *Serræ imagini accedens*, BIDLOO, T. XX. D. E. F. *Serratus major anticus*, COWPER, anat. eod.; Myot. 1724. c. 19. Tab. 2. 5. 31. *Le grand dentelé*, WINSLOW, Tr. des muscles, §. 160. GAUTIER, Ess. d'anat. Tab. XI. 88. *Serratus magnus*, ALBINI H. M. L. III. c. 74. *ej.* Tab. M. I. IX. K. — Q. XVII. fig. 21. *der grosse Sägemuskel*, BAHRDT, T. I. fig. 8. Synt. T. I. LODER, Tab. XXVI. 43. XXXVIII. fig. 20.

§. 359.

ATTACHES. Il vient par des fibres très-peu tendineuses de toute la longueur de la lèvre interne de la base de l'omoplate.

Il forme de suite un plan musculeux, qui passe en avant entre l'omoplate et le thorax, et qui s'élargit de plus en plus.

Dans ce trajet il se divise en dix, (quelquefois neuf ou onze) chefs, la plupart très-longs, et souvent larges d'un pouce,

Le premier chef qui est court et épais, s'attache à la première côte.

Le second chef qui s'attache à la portion antérieure de la première côte, est large et mince, ainsi que tous les chefs suivans.

Le troisième chef s'attache à la seconde côte,

Et ainsi de suite.

Donc le dixième chef est attaché à la neuvième côte.

Les chefs du milieu sont les plus longs, le dernier est le plus court de tous.

Ils parviennent presqu'à l'extrémité antérieure des côtes.

Les quatre chefs inférieurs sont interposés à ceux du muscle oblique externe du bas-ventre, (§. 60.)

§. 360.

USAGES. L'omoplate et le bras étant fixes, ce muscle lève les côtes et dilate la poitrine.

Et lorsque la poitrine est immobile, il tire le bras en avant, et le serre contre la poitrine.

SEPTIEME LEÇON.

MUSCLES DE LA NUQUE, ET PROFONDS DU DOS.

§. 361.

LES dissections faites pour les précédens muscles, nous font déjà voir en partie ceux qui suivent; pour les développer successivement, il ne faut d'abord que séparer le dentelé postérieur supérieur de la colonne vertébrale. Ces muscles sont pairs:

I. Le Splenius. §. 362.

II. Le petit Complexus. §. 368.

III. Le grand Complexus §. 372.

IV. Le grand Droit postérieur de la tête. §. 378.

V. Le petit Droit postérieur de la tête. §. 381.

VI. L'Oblique inférieur de la tête. §. 383.

VII. L'Oblique supérieur de la tête. §. 385.

VIII. Le Sacrolombaire. §. 387.

IX. Le Cervical descendant. §. 392.

X. Le Très-long du dos. §. 389. 394.

XI. Le Transversal de la nuque. §. 399.

I. LE SPLENIUS.

§. 362.

SYNONYMES. Primum par, aut caput aut primam vertebram movens, VEASL. de C. H. F. L. II. c. 28. p. 216. T. X. A. XII. Γ *Splenius capitis,* EUSTACHIUS, Tab. XXIX. I. *Splenius colli,* Ib. T. XXXVII. c. *et de motu capitis.* p. 231. *Prim s caput movens,* FALLOPP. Obs. anat. p. 715. *Primum par caput extendentium,* CASSERIUS, Lib. IV. Tab. 3. A. SPIEGEL, de C. H. F. L. IV. c. 7. p. 98. *Splenius,* RIOLAN. Anthrop. L. V. c. 21. DIDLOO T. XVI. A. COWPER anat. eod.; Myot. 1274. c. 22. Tab. 41. 43. *Le Splenius,* ou *le Mastoïdien postérieur,* WINSLOW, Tr. des muscl. §. 611. GAUTIER, Ess. d'anat. T. V. 52. *Splenius capitis et colli,* ALBINI H. M. L. III. c. 106. et 107. EJ. Tab. M. VI. P. T. U. V. IX. XVI fig. 27. JADELOT, Tab. VII. 13. VIII. 5. 6. *Der Bauschähnliche Muskel des Kopfes und des Halses,* BAHRDT, Tab. XVIII. fig. 4. 5. Synt. Tab. III. LODER, Tab. XXVIII. 21. XXXVII. fig. 26.

§. 363.

ATTACHES. Ce muscle est situé obliquement entre l'apophyse mastoïdienne et les apophyses transverses et épineuses des vertèbres cervicales, de manière qu'il couvre toute la surface de la nuque, à l'exception de sa portion supérieure, où il y a un vuide triangulaire, occupé par le muscle suivant.

§. 364.

On le divise en deux *portions*, une *supérieure*, ou *splenius capitis*, et une *inférieure*, appelée aussi *splenius colli*; ces portions ne sont cependant pas tout-à-fait séparées, elles communiquent toujours par un tissu de fibres charnues. Je n'ai vu qu'une seule fois une parfaite séparation.

§. 365.

La portion supérieure forme un plan rhomboïdal, qui commence au ligament cervical, et à l'épine de la dernière vertèbre cervicale, par des fibres tendineuses, il devient ensuite musculeux, se porte obliquement en haut et en dehors, et s'attache par des fibres derechef tendineuses à l'arcade occipitale supérieure, et à l'apophyse mastoïdienne.

§. 366.

La portion inférieure commence par des fibres tendineuses aux épines des six premières vertèbres du dos, elle forme de suite un plan musculeux qui monte d'abord comme celui de la portion supérieure; mais il se divise bientôt en deux, trois ou quatre chefs, qui se changent en tendons, et s'attachent aux apophyses transverses des quatre vertèbres cervicales supérieures.

§. 367.

USAGES. Le splenius d'un côté tire la tête

en arrière de son côté, les deux splenius la tirent directement en arrière.

Un splenius et le sterno-cléïdo-mastoïdien du même côté inclinent la tête vers l'épaule.

II. LE PETIT COMPLEXUS.

§. 368.

PRÉPARATION. Coupez le splenius à son attache aux épines, séparez-le des parties qu il couvre en dehors, et laissez le attaché aux apophyses transverses et à la tête.

§. 369.

SYNONYMES. Tertius caput movens, FALLOPP. Obs. anat. p. 715. *Trachelomastoïdeus*, EUSTACHIUS, T. XXXVII. b. XXXIX. h. La troisième portion du *Secundus caput extendentium* s. *complexus*, CASSERIUS, L. IV. T. 4. E. SPIEGEL, de C. H. F. L. IV. c 7. p. 98. *Le petit complexus*, ou *Mastoïdien latéral*, WINSLOW, Tr. des musc. §. 621. GAUTIER, Ess. d'anat. T. VI. 56. *Trachelomastoïdeus*, ALBINI H. M. L. III. c. 110. *ej.* Tab. M. VII. z. A. B. XVI. fig. 21. 22. *Complexus minor*, JADELOT, Tab. IX. 7. *Der Nakkenwurzel-Muskel*, BAHRDT, Tab. XVIII. fig. 8. 9. Synt. Tab. II. LODER, Tab. XXXVII. fig. 20. 21.

§. 370.

ATTACHES. Il prend son origine par des fibres peu tendineuses de la partie postérieure de l'apophyse mastoïdienne, où il est couvert par le splenius; il forme de suite un corps charnu, qui descend à côté de la nuque, et se divise en chefs, dont les extrémités tendineuses s'attachent aux apophyses transverses de huit vertèbres à commencer de la seconde du cou, jusqu'à la seconde du dos.

§. 371.

USAGES. Il incline la tête de côté et en arrière.

III. LE GRAND COMPLEXUS.

§. 372.

PRÉPARATION. Séparez le muscle précédent sans en rien couper, du muscle qu'il couvre en partie.

§. 373.

SYNONYMES. Secundum par caput movens, VÉSAL. de C. H. F. L. II. c. 28. p. 227. Tab. XIII. A. — G. FALLOPP. Obs. anat. p. 715. *Complexus cum biventre cervicis,* EUSTACHIUS, Tab. XXXVII. a. XXXIX. g. La première et la seconde portion du *Secundus caput extendentium,* s. *Trigeminus,* CASSERIUS, L. IV. Tab. 4. C. D. SPIEGEL de C. H. F. L. IV. c. 7. p. 98. *Complexus,* RIOLAN, Anthrop. L. V. c. 21. BIDLOO, Tab. XVI. F. COWPER, anat. eod.; Myot. 1724. c. 22. Tab. 9. 43. *Le complexus,* WINSLOW, Tr. des muscles, §. 617. GAUTIER, Ess.

d'an. T. V. H. VI. 57. *Biventer cervicis et complexus*, ALBINUS, H. M. L. III. c. 108. et 109. *ej.* Tab. M. VII. f. — n. u. v. XVI. fig. 24. JADELOT, Tab. VIII. 4. IX. 4. 5. *der zweibäuchige Nakkenmuskel, und der durchflochtene Muskel* BAHRDT., T. XVIII. fig. 6. 7. Synt. T. III. IV. LODER, Tab. XXVIII. 20. XXXVII. fig. 22. 23.

§. 374.

ATTACHES. Ce muscle qui couvre à-présent tout ce qui appartient à la nuque, n'a pas une structure uniforme. Sa partie la plus proche des épines présente un muscle digastrique, (*biventer cervicis*), et celle qui se porte en dehors, forme un plan divisé en faisceaux, (*complexus*). Ces deux parties ne font cependant qu'un muscle. Du moins je n'ai jamais observé qu'elles fussent distinguées par un tissu cellulaire mitoyen.

§. 375.

Il s'attache par de fortes fibres tendineuses à l'arcade occipitale supérieure, et forme un muscle large en descendant dans la nuque.

La partie postérieure qui descend à côté des épines, et qui est attachée par le tissu cellulaire au ligament cervical, est un peu plus épaisse que la partie latérale. A la quatrième vertèbre du cou, elle forme un tendon, qui est suivi d'une seconde portion musculaire. Celle-ci se divise en descendant en plusieurs chefs, dont les extrémités tendineuses s'attachent à l'épine de la seconde vertèbre du dos et aux apophyses transverses de la seconde vertèbre du dos, jusqu'à la sixième.

§. 376.

La partie latérale du muscle se porte en dehors, et se divise en chefs, dont les extrémités tendineuses s'attachent aux apophyses transverses de la cinquième, sixième et septième vertèbre du cou et de la première vertèbre du dos.

§. 377.

USAGES. Le grand complexus incline la tête en arrière et de côté.

Lorsque les muscles des deux côtés agissent, la tête est inclinée directement en arrière.

IV. LE GRAND DROIT POSTÉRIEUR DE LA TÊTE.

§. 378.

PRÉPARATION. Coupez le muscle précédent de la tête, séparez-le du ligament cervical, et repliez-le en dehors, en le détachant des parties profondes.

§. 379.

SYNONYMES. Tertium par caput movens, VÉ-SAL. de C. H. F. L. II. c. 28. p. 228. Tab. XIV. A. B. *Quartus*, FALLOPP. Obs. anat. p. 715. *Rectus posticus major capitis*, EUSTACHIUS, Tab. XXXIX. ⊦. *Tertium par caput extendentium*, *recti majores*, CASSERIUS, L. IV. Tab. VI. C. SPIEGEL, de C. H. F. L. IV. c. 7. p. 98. RIOLAN Anthrop. L. V. c. 21. BIDLOO, Tab. XVII. A. B. COWPER, anat. eod.; Myot. 1724. c. 22. Tab. VI. fig. 4. Tab. XLIII. *Le grand droit*, WINSLOW, Tr. des musc. §. 652. GAUTIER, Ess. d'anat. T. VI. 58. *Rectus capitis posticus major*, ALBINI H. M. L. III. c. 118. *ej.* Tab. M. VIII. d. e. f. XVII. fig. 2. JADELOT, Tab. X. 2. *der hintere grössere gerade Kopfmuskel*, BAHRDT, Tab. XIX. fig. 1. Synt. Tab. V. LODER, Tab. XXIX. 24. XXXVIII. fig. 2.

§. 380.

ATTACHES. Il vient de l'arcade occipitale inférieure par des fibres tendineuses, et forme de suite un muscle de figure pyramidale, qui se termine par un court tendon à l'épine fourchue de l'épistropheus.

V. LE PETIT DROIT POSTÉRIEUR
DE LA TÊTE.

§. 381.

SYNONYMES. Quartum par caput movens, VESAL. de C. H. F. L. IV. c. 28. p. 228. Tab. XIV. F. G. *Quintus*, FALLOPP. Obs. anat. p. 715. *Rectus posticus minor capitis*, EUSTACHIUS, T. XXXIX. a. *Quartum par caput extendentium*, *recti minores*, CASSERIUS, L. IV. T. 6. D. SPIEGEL, de C. H. F. L. IV. c. 7. p. 98. RIOLAN,

Anthrop. L. V. c. 21. BIDLOO, T. VII. C. D. E.
COWPER, anat. eod. ; Myot. 1724. c. 22. Tab. 6. 43.
44. *Le petit droit*, WINSLOW, Tr. des muscles,
§. 627. GAUTIER, Ess. d'anat. Tab. VI. 59. *Rectus
capitis posticus minor*, ALBINI H. M. L III. c. 119.
ej. Tab. M. VIII. a. b. c. XVII. fig. 1. JADELOT,
Tab. X. 1. *der hintere kleinere gerade Kopfmuskel*,
BAHRDT, Tab. XIX. fig. 2. Synt. Tab. V. LODER,
Tab. XXIX. 23. XXXVIII fig. 1.

§. 382.

ATTACHES. Il est situé plus intérieurement
que le précédent, en est un peu couvert, et a
la même figure. Il naît dans une fossette à côté
du grand trou occipital, et se porte au tubercule
de l'atlas. Ses deux attaches sont tendineuses.

VI. L'OBLIQUE INFÉRIEUR DE LA TÊTE.

§. 383.

SYNONYMES. Sextum par caput movens, VESAL.
de C. H. F. L. II. c. 28. p. 228. T. XIV. K. L.
Septimus, FALLOPP. Obs. anat. p. 716. *Obliquus
inferior capitis*, EUSTACHIUS, T. XXXIX. d.
Circumagentium secundum par, obliquus inferior,
CASSERIUS, L. IV. Tab. 4. F. SPIEGEL de C.
H. F. L. IV. c. 7. p. 99. RIOLAN, Anthrop. L. V.
c. 21. BIDLOO. Tab. XVII. F. COWPER, anat. eod. ;
Myot. 1724. c. 22. Tab. 6. 43. 44. *L'Oblique inférieur, ou grand oblique*, WINSLOW, Tr. des
muscl.

muscles. §. 629. GAUTIER, Ess. d'anat. T. VI. 60. *Obliquus inferior capitis*, ALBINUS, H. M. L. III. c. 120. *ej.* Tab. M. VIII. k. l. m. XVII. fig. 4. JADELOT, Tab. X. 4. *der untere schiefe Kopfmuskel*, BAHRDT, Tab. XIX. fig. 3. Synt. Tab. V. LODER, Tab. XXXVIII. fig. 4.

§. 384.

ATTACHES. Il provient par un court tendon de l'épine fourchue de l'épistropheus, et forme un muscle rond qui monte obliquement pour s'attacher par un second petit tendon à l'apophyse transverse de l'atlas.

VII. L'OBLIQUE SUPÉRIEUR DE LA TÊTE.

§. 385.

SYNONYMES. Quintum par caput movens, VESAL. de C. H. F. L. II. c. 28. p. 228. Tab. XIV. H. I. *Sextus*, FALLOPP. Obs. anat. p. 715. *Obliquus superior capitis*, EUSTACHIUS, Tab. XXXIX. c. *Circum agentium primum par*, *obliquus superior*, CASSERIUS, L. IV. Tab. 6. E. SPIEGEL, de C. H. F. L. IV. c. 7. p. 99. RIOLAN. Anthrop. L. V. c. 21. BIDLOO. T. XVII. G. H. COWPER, anat. eod.; Myot. 1724 c. 22. Tab. 6. 43. 44. *L'Oblique supérieur, ou petit oblique*, WINSLOW, Tr. des muscles, §. 628. *Le petit oblique*, GAUTIER, Ess. d'anat. T. VI. 61. *Obliquus superior capitis*, ALBINI, H. M. L. III. c. 121. *ej.* Tab. M. VIII. g.

h. i. XVII. fig. 3. JADELOT, Tab. X. 3. *Der obere schiefe Kopfmuskel*, BAHRDT, Tab. XIX. fig. 4. Synt. Tab. V. LODER, Tab. XXXVIII. fig. 3.

§. 386.

ATTACHES. Ce muscle un peu moins volumineux que le précédent, approche derechef de la figure pyramidale. Il provient par un court tendon de l'apophyse transverse de l'atlas, monte à la tête du dehors en dedans, et va en s'élargissant, s'attacher par des fibres tendineuses à la partie extérieure de l'arcade occipitale inférieure, à côté et un peu au-dessus du grand droit.

U S A G E S

des muscles droits et obliques.

§. 387.

Ces quatre petits muscles inclinent la tête en arrière et la tournent sur la colonne vertébrale.

Les deux droits l'inclinent directement vers la nuque.

L'Oblique inférieur tourne la tête en ce qu'il tire l'atlas et avec lui la tête vers l'épine de l'épistropheus; il fait donc tourner le visage de son côté.

L'Oblique supérieur tire la tête en arrière, et tourne le visage du côté opposé.

O R I G I N E

commune du Sac-olombaire et du Très - long du dos.

§. 388.

Au bas du dos se trouve une *aponeurose forte*, attachée aux épines des vertèbres lombaires, à celles de l'os sacrum, et à la crête de l'os des îles, et qui se porte en dehors vers les flancs, et en haut jusques vers les côtes. Cette même aponeurose avoit donné naissance aux muscles grand dorsal (§. 337.), oblique interne (§. 70.), et transverse du bas-ventre (§. 76.)

Lorsqu'on coupe cette aponeurose le long du dos, à un pouce de distance des épines, on trouve dessous un vaste corps musculaire. Et en repliant l'aponeurose incisée à gauche et à droite, on apperçoit une seconde aponeurose sous le muscle, qui provient des apophyses transverses, et s'unit au côté externe du muscle, à l'aponeurose supérieure. Le muscle est donc situé entre deux aponeuroses.

Et comme la réunion des deux aponeuroses donne naissance aux muscles oblique interne et transverse du bas - ventre, on dit que ces muscles commencent par une aponeurose double, dont une feuille est attachée aux épines, et l'autre aux apophyses transverses des vertèbres lombaires.

§. 389.

Le corps musculaire placé entre les deux

aponeuroses, prend son origine de la tubérosité de l'os des îles, de l'os sacrum, et des apophyses transverses et accessoires des vertèbres des lombes. Ses parties profondes sont charnues dès le commencement, mais sa surface est couverte par de fortes fibres tendineuses. Le muscle monte le long du dos, et se rétrécit successivement. Ses chaires confondues jusqu'à présent en une seule masse se divisent à la dernière vertèbre du dos, en deux muscles, distingués par le tissu cellulaire. Le muscle situé près de la colonne vertébrale est le *très-long du dos*, et celui qui lui est extérieur est *le sacrolombaire*. La surface de ces deux muscles est transversée à différentes hauteurs du dos, par des fibres aponeurotiques minces.

VIII. LE SACROLOMBAIRE.

§. 390.

SYNONYMES. Quartus thoracem moventium, VÉSAL. de C. H. F. L. II. c. 35. p. 238. Tab. XII. FALLOPP. Obs. anat. p. 718. *Sacrolumbalis*, EUSTACHIUS, Tab. XXXVII. 1. *Tertius thoracem extendentium*, *Sacrolumbus*, CASSERIUS, L. IV. Tab. 4. L. SPIEGEL, de C. H. F. L. IV. cap. 8. pag. 105. RIOLAN, Anthrop. L. V. c. 31. *Sacrolumbalis*, BIDLOO, T. XXIX. A. B. C. D. E. COWPER, anat. eod.; Myot. 1724. c. 21. Tab. 8. 9. 45. *Le Sacrolombaire*, WINSLOW,

Tr. des musc. §. 680. GAUTIER, Ess. d'anat.
Tab. XIII. 94. *Sacrolumbalis*, ALBINI H. M. L.
III. c. 113. *ej.* Tab. M. VII. XV. fig. 3. 4. JA-
DELOT, Tab. VIII. 11. IX. 12. 2. *Der heilige*
Bein-Lenden-Muskel, BAHRDT, Tab. XX. fig. 1.— 4.
Synt. Tab. IV. LODER, T. XXIX. 11.--15. XXXVI.
fig. 3. 4. 6.

§. 391.

ATTACHES. Le sacrolombaire est à l'extérieur
du dos, il monte le long du dos, par-dessous les
angles des côtes, s'approche peu à peu de la colonne
vertébrale, et se termine en pointe. Pendant ce trajet
il se divise en chefs, dont ceux qui sont placés à la
surface, sont tendineux, et les profonds sont charnus. Leur direction est à contresens. Les chefs tendineux montent, et s'attachent au nombre de treize
au bord inférieur de l'angle des douze côtes, et
à l'apophyse transverse de la septième vertèbre
du cou; ce chef est le treizième et le dernier en
comptant de bas en haut.

Les chefs profonds et charnus du muscle sacrolombaire sont unis au muscle suivant.

IX. LE CERVICAL DESCENDANT.

§. 392.

SYNONYMES. Principium posterius secundi pa-
ris dorsalium, FALLOPP. Obs. anat. p. 720. *Cer-*
vicalis descendens, DIEMERBROECK, anatomia
L. V. c. 6. La portion supérieure du *Sacrolumbaris*

Cowper, Myotom. 1724. c. 21. *Le Transversaire grêle* ou *Transversaire collatéral du col,* Winslow, Tr. des musc. §. 669. *Le Cervical,* Gautier, Ess. d'anat. Tab. VII. 63. *Cervicalis descendens,* Albinus, H. M. L. III. c. 112. *ej.* Tab. M. VII. Ω ; XV. fig. 3. 4. *Der abwärts laufende Nakken-Muskel,* Bahrdt, Tab. XX. fig. 1. 2. Synt. Tab. IV. Loder, Tab. XXIX. 8. XXXVI. fig. 3. 4.

§. 393.

ATTACHES. Le cervical descendant est un muscle grêle, situé profondément à la partie la plus externe du cou.

Il provient par des chefs tendineux des apophyses transverses de la quatrième, cinquième et sixième vertèbre cervicale. Ces chefs se réunissent en un muscle qui s'attache au côté interne et profond du muscle sacrolombaire, de haut en bas.

§. 394.

Après la réunion, les deux muscles se divisent en chefs charnus, qui descendent sous les chefs tendineux du sacrolombaire (§. 391.) et les croisent. Ils s'attachent au bord supérieur de l'angle de la troisième, quatrième et cinquième côte.

Sous la cinquième côte, le cervical descendant cesse. Alors le sacrolombaire seul continue à former des chefs charnus descendans, qui s'attachent de la même manière aux côtes inférieures suivantes.

X. LE TRÈS-LONG DU DOS.

§. 395.

SYNONYMES. Undecimus et duodecimus dorsum moventium, VESAL. de C. H. F. L. II. c. 33. p. 246. Tab. XII. N. *Quintus dorsalium*, FALLOPP. Obs. anat. p. 721. *Longissimus dorsi*, EUSTACHIUS, Tab. XXXVI. 1. *Extendentium thoracem primus, Longissimus dorsi*, CASSERIUS, L. IV. T. 4. G. H. I. SPIEGEL, de C. H. F. L. IV. c. 8. p. 104. BIDLOO, Tab. XXIX. F. G. H. L. COWPER, anat. eod. Myot. 1724. c. 24. Tab. 8. 9. 45. *Le long dorsal*, WINSLOW, Tr. des muscl. §. 690. *Le Sacré* ou *long dorsal*, GAUTIER, Ess. d'anat. Tab. XIV. 100. *Longissimus dorsi*, ALBINI, H. M. L. III. c. 113. *ej.* Tab. musc. VII. XV. fig. 3. 5. JADELOT, Tab. VIII. 10. IX. 12. b. *Der längste Rükken-Muskel*, BAHRDT, Tab. XX. fig. 1. — 4. Synt. Tab. IV. LODER, Tab. XXIX. 11. 16. XXXVI. fig. 4. 5. 6.

§. 396.

ATTACHES. Ce muscle, qui est l'intérieur des deux qui ont été désignés ci-dessus (§. 388.), est situé entre les angles des côtes et les épines du dos. Il est plus fort que le sacrolombaire, se partage comme lui en chefs, et se termine en pointe.

Les chefs du très-long du dos, se portent en partie en dehors et en partie en dedans. Les premiers s'attachent au bord supérieur des côtes, depuis la douzième jusqu'à la cinquième, entre l'angle et la tête de chaque côte. Les chefs intérieurs s'attachent aux apophyses transverses de toutes les vertèbres dorsales.

XI. LE TRANSVERSAL DE LA NUQUE.

§. 397.

SYNONYMES. Quintus et sextus dorsum moventium, VÉSAL. de C. H. F. L. II. c. 38. p. 245. Tab. XIII. H. *Principium prius, secundi dorsalis,* FALLOPP. Obs. anat. p. 720. *Transversalis cervicis,* EUSTACHIUS, T. XXXVII. d. *Transversarius,* RIOLAN, Anthrop L. V. c. 22. *Le grand Transversaire du col,* WINSLOW, Tr. des muscl. §. 667. GAUTIER, Ess. d'anat. T. VI. 62. VII. I. *Transversalis cervicis,* ALBINI, H. M. L. III. c. 111. *ej.* Tab. M. VII. C. XVI. fig. 16. 17. 18. *Der Queermuskel des Nakkens,* BAHRDT, Tab. XX. fig. 6. 8. Synt. T. IV. LODER, Tab. XXIX. 7. XXXVII. fig. 15.

§. 398.

ATTACHES. C'est un muscle grêle, situé entre le cervical descendant et le petit complexus.

Il provient par des chefs tendineux des apophyses transverses de toutes les vertèbres cervicales, à l'exception seulement de la première, qui n'en reçoit souvent point. Ces chefs deviennent charnus, et se rétrécissent en un muscle, qui descend au dos entre le sacrolombaire et le très long du dos. Le transversal s'unit en partie au très-long du dos, et en partie il se divise en chefs, qui s'attachent aux apophyses transverses des cinq premières vertèbres dorsales.

U S A G E S
des muscles VIII. IX. X. XI.

§. 399.

Le cervical descendant et le transversal inclinent le cou obliquement en arrière, si ces muscles agissent d'un seul côté; ils portent cette partie directement en arrière, lorsque les muscles des deux côtés agissent.

Les mêmes muscles tendent le sacrolombaire et le très-long du dos, par leur union avec eux; l'action de ceux-ci en devient donc plus forte.

Le sacrolombaire et le très-long du dos tirent les côtes et les vertèbres en bas et en arrière; ils redressent le corps, lorsqu'il est courbé en avant, le retiennent dans une attitude droite, et peuvent même, quand ils se contractent fortement, courber la colonne vertébrale en arrière, ce qui est principalement exécuté par les danseurs de corde, qui ont habitué leur corps à des contorsions multipliées.

HUITIÈME LEÇON.

SECTION I.

MUSCLES POSTÉRIEURS DE LA COLONNE VERTEBRALE.

§. 400.

PRÉPARATION. Ces muscles étant situés très-profondément, on n'y parvient qu'en coupant tous ceux qui ont précédé. Et comme d'ailleurs ils sont placés l'un sur l'autre, et attachés en plusieurs points, il faut employer les deux côtés du cadavre, pour montrer sur l'un les muscles, qui sont plus profonds; et sur l'autre, ceux qui le sont moins.

I. L'Epineux du dos, §. 401.

II. Le Transversaire-épineux. §. 404.

III. Le Compliqué de l'épine. §. 408.

IV. Les Intertransversaires des lombes et du dos. §. 411.

V. Les Inter-épineux. §. 413.

I. L'ÉPINEUX DU DOS.

§. 401.

SYNONYMES. *Spinalis dorsi*, EUSTACHIUS, T. XXXVII. 1. *Secundus thoracem extendentium*,

Semispinatus, CASSERIUS, L. IV. T. 5. K. SPIE-
GEL, de C. H. F. L. IV. c. 8. p. 105. *Le grand
épineux du dos*, WINSLOW, Tr. des muscles,
§. 702. *Le demi-épineux*, GAUTIER, Ess. d'anat.
Tab. XIV. 101. *Spinalis dorsi*, ALBINI H. M. L.
III. c. 114. *ej.* Tab. M. VII. i. XV. fig. 7. *Der
Stachelmuskel des Rückens*, BAHRDT, Tab. XX.
fig. 5. Synt. Tab. III. IV. LODER, Tab. XXIX.
18. XXXVI. fig. 9.

<h3 style="text-align:center">§. 402.</h3>

ATTACHES. Ce muscle, situé le long des vertèbres du dos, entre le muscle très-long et les
épines, paroît en partie, pendant que les muscles de la précédente leçon sont encore en place;
il ne se montre cependant pas parfaitement qu'à-
près avoir ôté le très-long. Le muscle épineux du
dos est attaché aux épines de cette partie du
tronc; les points semblables des épines de lombes sont occupés par la partie inférieure du
muscle très-long, et ceux des épines cervicales
le sont par la partie du complexus appellée par
ALBINUS, biventer cervicis.

<h3 style="text-align:center">§. 403.</h3>

Il provient par sept tendons forts, des épines
des vertèbres dorsales, depuis la seconde jusqu'à
la huitième. Ces tendons se réunissent en un
corps presque tendineux, qui se divise derechef
en tendons attachés aux épines de l'onzième et

douzième vertèbre dorsale, et de la première et seconde vertèbre lombaire.

II. LE TRANSVERSAIRE-ÉPINEUX.

§. 404.

SYNONYMES. *Septimus et octavus dorsum moventium*, VESAL. de C. H. F. L. II. c. 38. p; 245. T. XIV. O. La portion cervicale est le *Tertius dorsalium*, FALLOPP. Obs. anat. p. 721. La portion cervicale est le *Spinalis cervicis*, EUSTACHIUS, T. XXXIX. fig. 1. f. la même est le *Cervicem extendens primus*, CASSERIUS, L. IV. Tab. IV. B. SPIEGEL, de C. H. F. L. IV. c. 7. p. 99. *Spinatus*, RIOLAN, Anthrop. L. V. c. 22. La portion cervicale est le *Spinalis colli*, BIDLOO, T. XVII. M. N. COWPER, anat. eod.; appendix T. IX. fig. 36. I. Myot. 1724. c. 23. Tab. 44. La portion dorsale, et l'épineux du dos ensemble, sont le *semispinatus*, BIDLOO T. XXIX. M. COWPER, anat. ib. *Le demi-épineux* ou *Transversaire épineux du col et du dos*, WINSLOW, Tr. des muscl §. 670. 710. *L'épineux extenseur*, GAUTIER, Ess. d'an. T. VII. 66. XV. 103. *Spinalis cervicis et semispinalis dorsi*, ALBINI H. M. L. III. c. 116. et 115. *ej.* Tab. M. VIII. 13. — 2. et 1. z — p. XVI. fig. 15. et XV. fig. 8. *Transversarii spinales colli, dorsi et lumborum*, JADELOT, Tab. X. 6. *Der Stachelmuskel des Nakkens, und Halb-Stachel-*

muskel des Rukkens, BAHRDT, Tab. XXI. fig. 5.
6. Synt. Tab. IV. LODER, Tab. XXXVI.
fig. 7. et 8.

§. 405.

ATTACHES. Ce muscle couvert par le très-long du dos, et le grand complexus, est composé d'une série de faisceaux en partie musculeuse et en partie tendineuse, qui s'étendent de la seconde vertèbre cervicale jusqu'à la dernière dorsale, et qui communiquent tantôt avec l'épineux, tantôt avec le compliqué de l'épine. La portion cervicale du muscle fait l'*épineux de la nuque*, et la dorsale le *demi-épineux du dos*. Le premier nom n'est pas bien choisi, parce que la portion supérieure est vraiment demi-épineuse comme l'inférieure, c'est-à-dire, placée entre les épines et les apophyses transverses.

§. 406.

La portion cervicale commence par plusieurs paquets tendineux de l'épine de l'épistropheus. Ces paquets deviennent charnus, et descendent aux apophyses transverses des vertèbres cervicales suivantes, de manière que ceux qui se portent à la troisième vertèbre sont les plus courts, et ceux qui vont à la septième sont les plus longs.

§. 407.

La portion dorsale est attachée à la précédente; elle provient des épines de la dernière vertèbre

cervicale, et de celles des trois premières vertèbres dorsales, et descend aux apophyses transverses des vertèbres dorsales, depuis la sixième,
jusqu'à vers l'onzième.

III. Le Compliqué de l'Épine.

§. 408.

PRÉPARATION. Il faut disséquer et séparer tout-
à-fait le précédent muscle, pour trouver celui-ci.

§. 409.

SYNONYMES. Decimus tertius et 14., avec le
decimus quintus et 16 *dorsum moventium,* VESAL.
de C. H. F. L. II. c. 38. p. 247. Tab. V. T. X. Y.
Quartus dorsalium, FALLOPP. Obs. anat. p. 721.
Multifidus spinæ, EUSTACHIUS, Tab. XXXVII.
m. XXXIX. m. *Semispinatus et sacer,* RIOLAN,
Anthrop. L. V. c. 33. La portion cervicale,
Transversalis colli, COWPER, anat. eod.; appendix, Tab. IX. fig. 36. K. Myot. 1724. c. 23. Tab.
45. 46. La portion dorsale et lombaire, *Semispinatus et sacer, ej.* c. 24. Tab. 45. 46. *Les vertébraux
internes du col, du dos,* et *des lombes,* ou *le
Demi - épineux,* ou *Transversaire épineux* de ces
parties; celui qui est aux lombes est le *sacré,*
WINSLOW, Tr. des muscles, §. 670. 710. 713.
Les muscles vertébraux du col, et du dos, GAU-
TIER, Ess. d'anat. Tab. VII. 65. 104. *Multifidus
spinæ,* ALBIN H. M. L. III. c. 122. *ej.* Tab. M.

VIII. 14. — 62. XV. fig. 1. et 2. *Transversarii spinales, magis detecti*, JADELOT, Tab. X. i. *der vieltheilige Muskel des Rukkens*, BAHRDT, Tab. XXIII. fig. 3. 4. Synt. T. IV. V. LODER, Tab. XXIX. 27.

§. 410.

ATTACHES. Il est formé par une série de paquets tant charnus que tendineux, qui ont des communications multipliées entre eux.

Ces paquets proviennent des tubercules latéraux de l'os sacrum du ligament latéral et postérieur de cet os, des apophyses obliques des vertèbres lombaires, des apophyses transverses des vertèbres dorsales, des ligamens transversaires, et des apophyses obliques des vertèbres cervicales.

Chaque paquet va en montant, et se disperse sur plusieurs vertèbres par des faisceaux de différente longueur; le plus court se porte à l'apophyse transverse de la vertèbre immédiatement supérieure; un second faisceau plus long, passe dessus la vertèbre immédiatement plus haute, et s'attache à la seconde un peu plus près de l'épine; c'est ainsi que le même paquet forme quelquefois cinq faisceaux, dont le cinquième ou le plus long passe dessus quatre vertèbres, et s'attache à l'épine de la cinquième.

IV. LES INTERTRANSVERSAIRES DU DOS ET DES LOMBES.

§. 411.

SYNONYMES. Intertransversarii lumborum, EU-STACHIUS, T. XXXIX. o — s. *Les petits trans-versaires du dos et des lombes*, WINSLOW. Tr. des musc. §. 709. 715. *Intertransversarii dorsi et lum-borum*, ALBINI H. M. L. III. c. 126. et 125. *ej.* Tab. M. VIII. f. — o. XV. fig. 9. 10. JADELOT, Tab. X. 6. 1. *Die Zwischen-Queermuskeln des Ruk-kens und der Lenden*, BAHRDT, Tab. XXII. fig. 6. et XXIII. fig. 2. Synt. Tab. V. LODER, Tab. XXXVI. fig. 11. 12.

§. 412.

ATTACHES. Ces petits muscles sont presque tout-à-fait tendineux, et ont plutôt l'air de liga-mens que de muscles.

On en trouve entre les apophyses transverses des vertèbres lombaires, et des cinq vertèbres dorsales inférieures. Il n'y en a point entre les vertèbres dorsales supérieures.

V. LES INTER-ÉPINEUX.

§. 413.

SYNONYMES. Interspinales, COWPER, anat. Tab. XVII. P. appendix T. IX. fig. 36. L. Myot. 1724. c. 23. Tab. 44. 46. *Les petits épineux du col, du dos et des lombes*, WINSLOW, Tr. des musc. §. 676.

§. 676. 707. 715. GAUTIER, Ess. d'anat. T. VII. 64. *Interspinales cervivis, dorsi et lumborum*, ALBINI H. M. L. III. c. 117. 124. et 123. *ej.* Tab. M. VIII. n.' — r. Γ ; XVI. fig. 2. 3. et XV. fig. 11. JADELOT, Tab. X. a. a. *Die Zwischen-Stachelmuskeln des Nakkens', Rukkens, und der Lenden*, BAHRDT, Tab. XXII. fig. 4. 5. et XXIII. fig. 5. Synt. Tab. IV. V. LODER, Tab. XXIX. 20. XXXVII. fig. 2. 3. XXXVI. fig. 11. 12.

§. 414.

ATTACHES. Ils remplissent l'intervale entre les épines de deux vertèbres.

Au cou ces muscles sont charnus, et placés au nombre de deux entre chaque épine et la suivante; de ces deux, chacun est attaché à l'une des extrémités de la fourche, que forme l'épine.

Les interépineux du dos et des lombes, sont plutôt des ligamens.

USAGES des muscles I. — V.

§. 415.

Ces muscles agissent tous sur les vertèbres, donc sur les attitudes du corps, comme il a été dit (§. 399.), du très-long du dos.

SECTION II.

LE LIGAMENT CERVICAL.

§. 416.

SYNONYMES. *Ligamentum colli*, COWPER, Myot. 1724. c. 23. Tab. XLI. a. a. *Le ligament*

N

cervical postérieur, WINSLOW, Tr. des os fr.
§. 337. Depuis Winslow, les auteurs en parlent
communément à l'histoire du muscle trapèze.
LODER, Tab. XVII. fig. 7.

§. 417.

ATTACHES. Cette dénomination est donnée
à une membrane, composée de fibres, la plupart
tendineuses, et située verticalement entre l'os
occipital et les vertèbres du cou. Sa forme ressemble assez à un segment de cercle, dont la
corde est étendue entre la bosse occipitale et la
dernière épine cervicale, et dont la convexité
passe le long de la crête occipitale, delà au tubercule postérieur de l'atlas, et puis au milieu
de la fourche de toutes les vertèbres cervicales.

Ce ligament remplit le vuide, que le peu de
longueur des épines des vertèbres cervicales supérieures laisse entre la dernière de ces vertèbres et
la tête; ses usages consistent à servir d'attache
aux muscles trapèze, (§. 329.) rhomboïde, (341.)
dentelé postérieur supérieur, (§. 349.), splenius,
(§. 362.) et grand complexus, (§. 372.)

SECTION III.

MUSCLES DES COTES.

§. 418.

Les dissections qui ont été faites successivement aux muscles du tronc, nous mènent enfin

à ceux qui sont attachés aux côtes. Ce sont de chaque côté :

I. Les petits Releveurs des côtes. §. 419.
II. Les longs Releveurs des côtes. §. 422.
III. Les Intercostaux externes. §. 424.
IV. Les Intercostaux internes. §. 426.
V. Les Sous-costaux. §. 430.
VI. Le Quarré des lombes. §. 434.

I. LES PETITS RELEVEURS DES CÔTES.

§. 419.

SYNONYMES. MARTINE ad EUSTACHII, Tab. XXXVII. n. 6. Sans dénomination à la 6 table du IV. L. de CASSERIUS, à gauche. *Levatores costarum*, STENONIS de musc. et gland. p. 8. *Supracostales*, VERHEYEN, anat. T. I. p. 349. *Les Surcostaux*, WINSLOW, Tr. des musc. §. 592. *Les Releveurs de Stenon*, GAUTIER, Ess. d'anat. T. XV. 105. *Levatores breviores costarum*, ALBINI H. M. L. III. c. 127. *ej.* Tab. M. VIII. in trunco. XVII. fig. 14. *Supracostales*, JADELOT, Tab. X. b. *Die kurzen Hebe-Muskel der Rippen*, BAHRDT, Tab. XXI. fig. 7. Synt. Tab. V. LODER, Tab. XX. 29. XXXVIII. fig. 13.

§. 420.

ATTACHES. Chaque côte reçoit un releveur, qui y parvient de la vertèbre immédiatement supérieure, ensorte que le releveur de la première côte, provient de la septième vertèbre cervicale, et le releveur de la douzième côte provient de l'onzième vertèbre dorsale. Ces muscles commencent par un petit tendon de l'apophyse transverse et du ligament transversaire externe, ils s'élargissent ensuite, et descendent vers le bord supérieur de la côte inférieure, où ils se terminent entre la tubérosité et l'angle, par des fibres légèrement tendineuses. Leur figure est triangulaire,

§. 421.

USAGES. En levant chacun sa côte, ils agissent pendant l'inspiration. Il n'est guères probable qu'ils fléchissent la colonne vertébrale, comme l'assure SENAC (*h*), parce que les côtes sont beaucoup plus mobiles que les vertèbres.

II. LES GRANDS RELEVEURS DES CÔTES,

§. 422.

SYNONYMES. *Costarum levatores*, STENONIS de musc. et gland. p. 8. *Les Surcostaux*, WINSLOW, Tr. des musc. §. 594. *Les Releveurs de Stenon*, GAUTIER, Ess d'anat. T. XV. 105. *Levatores longiores costarum*, ALBINI H. M. L. III. c. 128. *ej.* Tab. M. VIII. in trunco, A. F. G. XVII. fig. 15. *Supracostales*, JADELOT, Tab. X. b. *Die langen Hebe - Muskeln der Rippen*, BAHRDT, Tab. XXI. fig. 8. Synt. Tab. V. LODER, Tab. XXIX. 30. XXXVIII. fig. 14.

(*h*) Sur les organes de la respiration, *Ac. des sciences*, 1724. p. 169.

§. 423.

ATTACHES. Ces muscles ne se trouvent qu'aux trois ou quatre côtes inférieures, qui ont par conséquent chacune un petit et un grand releveur. Ces derniers proviennent encore des apophyses transverses des vertèbres dorsales, et descendent aux côtes, mais ils passent derrière celle qui est immédiatement inférieure, et ne se rendent qu'à la seconde. Ainsi le grand releveur de la dixième côte y descend de la huitième vertèbre, et le releveur de la douzième côte naît de la dixième vertèbre.

III. LES INTERCOSTAUX EXTERNES.

§. 424.

SYNONYMES. Intercostales externi, VESAL. de C. H. F. L. II. c. 35. p. 239. Tab. VI. V. FALLOPP. Obs. anat. p. 719. EUSTACHIUS, Tab. XXXIII. l. CASSERIUS, L. IV. T. 18. K. SPIEGEL, de C. H. F. L. IV. c. 8. p. 104. RIOLAN, Anthrop. L. V. c. 31. BIDLOO, Tab. XXVI. C. COWPER, anat. eod.; Myot. 1724. c. 21. Tab. 44. 46. *Les Intercostaux externes,* WINSLOW, Tr. des muscles, §. 587. GAUTIER, Ess. d'anat. T. XI. 86. *Intercostales externi,* ALBINI H. M. L. III. c. 129. *ej.* Tab. M. VIII. in trunco. I. — S. XVII. fig. 9. 10. JADELOT, Tab. IV. 25. *Aeussere Zwischen-Rippen-Muskeln,* BAHRDT, T. XXII. fig. 7. 8. Synt. T. I. --- V. LODER, T. XXIX. 31.

§. 425.

ATTACHES. Il y a onze intercostaux externes de chaque côté; chacun remplit l'intervale entre deux côtes. Pour découvrir un muscle entier, il faut emporter le releveur de la côte. L'intercostal externe commence à la tête de la côte, et finit vers son extrémité antérieure. Il forme une bande longue et mince, attachée à la lèvre externe du bord inférieur de la côte supérieure, dont les fibres descendent obliquement en avant, et se terminent à la lèvre externe du bord supérieur de la côte inférieure.

IV. LES INTERCOSTAUX INTERNES.

§. 426.

SYNONYMES. Intercostales interni, VESAL. de C. H. F. L. IV. c. 35. p. 239. Tab. VIII. E. FALLOPP. Obs. anat. p. 719. EUSTACHIUS, T. XXXIII. h. i. SPIEGEL, de C. H. F. L. IV. c. 18. p. 104. RIOLAN, Anthrop. L. V. c. 31. BIDLOO, XXVI. D. COWPER, anat. eod.; Myot. 1724. Tab. III. XXXIII. 79. *Les intercostaux internes,* WINSLOW, Tr. des muscles, §. 590. *Intercostales interni,* ALBINI, H. M. L. III. c. 130. *ej.* Tab. M. VIII. in trunco, T.—Z. XVII. fig. 11. 12. JADELOT, Tab. IV. 26 *Innere Zwischen-Rippenmuskeln,* BAHRDT, Tab. XXII. fig. 9. 10. Synt. Tab. I.—V. LODER, Tab. XXIX. 32. XXXVIII. fig. 8.—12.

§. 427.

ATTACHES. Les intercostaux internes sont

pareillement au nombre de onze, paralèles aux précédens, et couverts par eux; il faut donc emporter un externe, pour parvenir à l'interne, ou séparer la pleure de la surface interne de la poitrine.

Ceux-ci diffèrent de ceux-là, en ce qu'ils ne commencent qu'à l'angle de la côte, et qu'ils se continuent jusqu'au sternum, tandis que les externes ne parviennent pas jusqu'au cartilage de la côte.

Ils en diffèrent ensuite par la direction de leurs fibres qui se portent de devant en arrière, et croisent par conséquent les externes. Au reste l'intercostal interne est attaché à la lèvre interne du bord inférieur de la côte supérieure, et à celle du bord supérieur de la côte inférieure.

Usages des Intercostaux.

§. 428.

Les muscles intercostaux externes lèvent les côtes. Pour entendre cette action, il faut se rappeler que la fibre musculaire agit en contractant ses deux extrémités vers son centre, et comme elle est attachée à la côte supérieure et à l'inférieure, elle agit également sur les deux côtes. Mais puisque la direction de cette fibre se porte de derrière en devant dans les intercostaux externes, et que le centre du mouvement se trouve à la tête de chaque côte; le muscle intercostal externe est attaché plus près du centre du mouvement à la côte supérieure, et il en est plus éloigné à celle qui est inférieure. Or comme la même puissance meut plus facilement un levier, qui est plus long, qu'un autre plus court, il faut que la côte inférieure soit levée vers la supérieure, pendant l'action du muscle intercostal externe.

§. 429.

L'action des muscles intercostaux externes n'a jamais été contestée, il n'en est pas de même des internes.

GALIEN (i) a cru, que les intercostaux internes abaissent les côtes. Cette opinion, adoptée par la majeure partie des physiologistes, a été démontrée par François BAYLE (k), qui emploie la même démonstration, que je viens de faire pour les intercostaux externes, en y changeant les suppositions nécessaires. En effet, comme la direction des internes se porte de devant en arriére, la force de ces muscles doit donc mouvoir la côte supérieure, qui est la plus longue, et par conséquent la plus mobile; dont les intercostaux internes abaissent les côtes.

D'un autre côté, Jérome FABRICIUS (l) a soutenu que les muscles intercostaux internes ne peuvent

______

(i) *De musculorum dissectione*, c. 23.

(k) *Institutiones physicæ*, T. III. p. 135. Tr. 2. 1. 1. d. 1. a. s Tab. I. n. 69. --- 75. fig. 1.

(l) *De respiratione*, L. I. c. 10. *Opp. anat et physiol.* p. 178.

pas avoir une action différente des externes.
Cette opinion a été prouvée par BORELLI (*m*), et
adoptée par SENAC (*n*), WINSLOW (*o*), ALBINUS
etc. Quelque temps après, l'action des muscles
intercostaux internes a été discutée avec beaucoup de passion, entre deux des plus célèbres
savans, HAMBERGER et HALLER. HAMBERGER (*p*)
ne se contentoit pas d'embellir la démonstration
de BAYLE, en faveur de l'abaissement des côtes,
produit par les intercostaux internes, mais il
imagina aussi plusieurs expériences, pour prou-
ver son opinion. HALLER (*q*) au contraire, fit
voir qu'il y a des fautes dans les expériences de
HAMBERGER, en proposa d'autres d'un résultat
opposé, et attaqua la démonstration de BAYLE
et de HAMBERGER. Il dit qu'il ne suffisoit pas
de considérer la longueur des côtes, lorsqu'il
s'agit d'en déterminer le mouvement, mais qu'il
falloit aussi peser leur mobilité. Or la différence
de la longueur d'une côte à celle qui lui est inférieure, est à peine un vingtième, tandis que
l'inférieure est cinq fois plus fixe que la supérieure;

(*m*) *De motu animalium*, P. II. p. 106. prop. 84.

(*n*) *Ac. des Sc.* 1724. p. 167.

(*o*) *Tr. des muscles.* §. 1061.

(*p*) *De respirationis mechanismo, et usu genuino, una cum
scriptis, quæ vel illi opposita sunt, vel ad controversiam perti-
nent.* 4. Jen. 748. *ejusd. Physiologia medica*, Jen. 4. 751. §. 279.

(*q*) TRENDELENBURG, *Continuatio controversiæ de mechanismo
respirationis Hambergeriano.* 4. Gott. 748. HALLER, *Opera mi-
nora*, T. I. 270. *ejusd. Elementa physiologiæ.* 4. T. III. p. 35.

qui oppose par conséquent une résistance plus forte : il faut donc que la côte inférieure soit levée par l'action du muscle intercostal interne.

V. LES SOUS - COSTAUX.

§. 430.

PRÉPARATION. On sépare la pleure de la surface interne de la poitrine.

§. 431.

SYNONYMES. EUSTACHIUS, Tab. XXXVIII. m. n. et MARTINE Comm. n. 2. *Costarum depressores proprii Cowperi*, DOUGLAS, Descr. musc. p. 82. §. 106. *Intracostales*, VERHEYEN, anat. I. 353. Tab. XXXV. fig. 3. d. e. *Some parts of the intercostales interni lying next the vertebræ, pass over the rib immédiately above there origine, and are inserted into the next*, COWPER, Myot. 1724. c. 54. Tab. XXXII. fig. 2. A. B. *Les Souscostaux*, WINSLOW, Tr. des muscles, §. 595. *Intercostales interni, qui costam proximam præterlapsi, sequenti se inserunt*, ALBINUS, H. M. L. III. c. 130. *ej.* Tab. M. XVII. fig. 13. Tab. vasis chyliferi, L. M. LODER, Tab. XXXVIII. fig. 12.

§. 432.

ATTACHES. Ces muscles situés à la surface interne des côtes, du côté des vertèbres, y forment six à huit lames musculaires, qui ont la direction des muscles intercostaux internes. Mais ils sont plus longs, en ce que du bord supérieur de la côte inférieure, ils montent sur une, et quelquefois deux côtes, du dedans en dehors, et s'attachent au bord inférieur d'une côte supérieure.

§. 433.

USAGES. Leur action ne diffère pas de celle des précédens.

VI. LE QUARRÉ DES LOMBES.

§. 434.

PRÉPARATION. Ce muscle paroit entre la dernière côte et la crête de l'os des îles, quand l'aponeurose (§. 388.) est parfaitement ôtée. On peut le voir aussi par la cavité du bas - ventre, dès que les viscères sont éventrés.

§. 435.

SYNONYMES. Nonus et decimus dorsum moventium, VESAL. de C. H. F. L. II. c. 38. p. 246. T. VIII. XIV. P. *Quadratus lumborum*, EUSTACHIUS, Tab. XXXIX. n. *Flectens par lumborum s. Quadratus dorsi*, CASSERIUS, Lib. IV. Tab. 13. N. SPIEGEL, de C. H. F. L. IV. c. 11. p. 114. *Quadratus*, RIOLAN. Anthrop. L. V. c. 33. BIDLOO T. XXX. E. COWPER anat. eod.; Myot. 1724. c. 24. Tab. 44. 46. *Le Quarré des lombes*, ou *Lombaire externe*, WINSLOW, Tr. des muscl. §. 716. G. GAUTIER, Ess. d'anat. T. XV. 102. *Quadratus lumborum*, ALBINI H. M. L. III. c. 85.

EJ. Tab. M. IV. p. VIII. XV. fig. 12. 13. JADE-
LOT, Tab. VI. 14. X. 8. *Der vierekigte Lenden-
Muskel*, BAHRDT, Tab. XXIII. fig. 6. 7. Synt.
Tab. II. LODER, Tab. XXIX. 33. XXXVI. fig. 13. 14.

§. 436.

ATTACHES. Il provient par un tendon épais,
large et court, de la lèvre interne de la crête
de l'os des îles et de la partie externe du ligament
postérieur et long. du même os. Ce tendon se
convertit en muscle, qui se porte obliquement en
haut et en dedans, et s'attache aux apophyses
transverses des cinq vertèbres lombaires et à la
douzième côte; il s'y termine par des fibres derechef tendineuses.

§. 437.

USAGES. Il abaisse la douzième côte, ce qui
a lieu dans les inspirations violentes, et il contribue à la flexion latérale de l'épine du dos.

Fin du premier Volume.